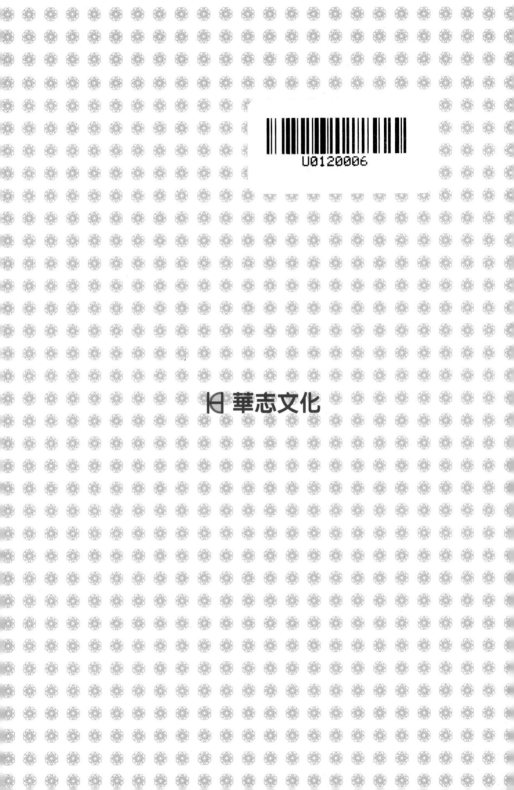

U0120006

華志文化

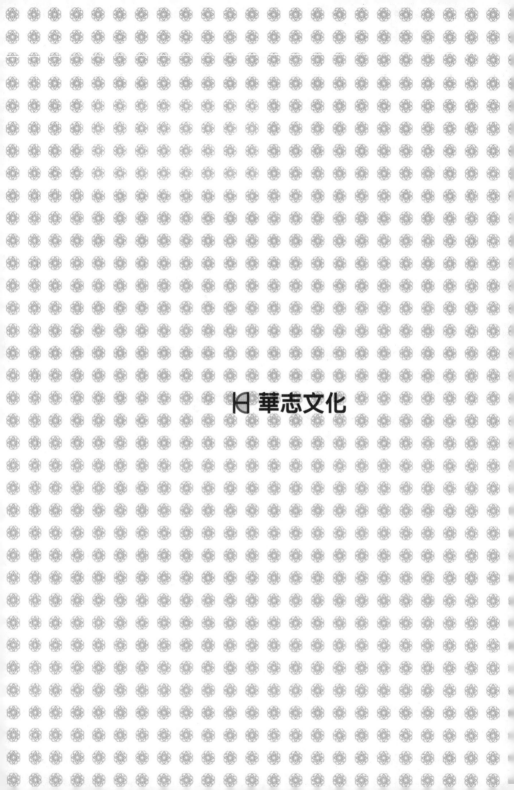

Ͱ 華志文化

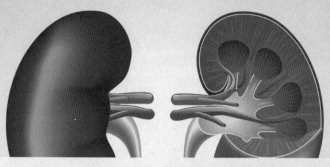

謝英彪醫師 編著

腎臟病療法
原來可以這麼簡單

不用吃藥的
自然養生妙方

全方位的腎臟病療法

- 食物療法 ● 藥茶療法 ● 藥膳療法 ● 體育療法
- 按摩療法 ● 貼敷療法 ● 針刺療法 ● 沐浴療法
- 心理療法 ● 刮痧療法 ● 艾灸療法 ● 起居療法

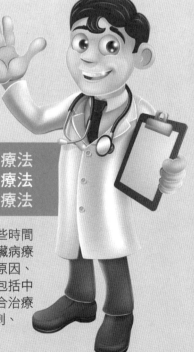

醫生不說，病人不懂；只講有用的，不說無效的；花些時間閱讀本書，用耐心和毅力參考書中方法，您會發現腎臟病療法原來可以這麼簡單。本書簡要介紹了腎臟病的發病原因、診斷和鑒別診斷。重點介紹了腎臟病的中西醫治療，包括中醫辨證論治的內服、外敷、內外兼治、中西醫藥物聯合治療的有效方劑、方法，以及對的腎臟病食物、藥茶、針刺、沐浴、按摩、藥膳等各種自然療法。

序言
最簡單的腎病自然療法

　　人與自然是統一的，人起源於自然，依靠於自然，發展於自然，歸結於自然。人類作為自然界的產物及其組成部分，其生理功能和病理變化，不斷受到自然界的影響和自然法則的支配，自然界的千變萬化直接或間接地影響著我們的健康。所以，我國最早的醫籍《黃帝內經》中提出了「天人合一」的觀點。

　　人類為了生存，在與大自然搏鬥中發現和創造了種種利用自然來治療疾病的方法，逐步形成了食物療法、藥膳療法、茶酒療法、動植物療法、體育療法、氣功療法、按摩療法、推拿療法、針灸療法、耳壓療法、拔罐療法、磁場療法、足部療法、藥浴療法、藥敷療法、藥貼療法、刮痧療法、心理療法、起居療法、音樂療法、舞蹈療法、書畫療法、花卉療法、日光療法、空氣療法、泥土療法、泉水療法、森林療法、高山療法、熱沙療法等等具有特色、簡單易行、方便實用、療效確切的自然療法。所謂自然療法，我認為就是除了外科手術、放射療法、化學合成藥物以外的無創傷、無痛苦的自然治療方法，它的內容豐富多彩，蔚為大觀，並形成了一門橫跨預防醫學、臨床醫學、康復醫學的應用醫學學科。

　　隨著生物醫學模式向生物—心理—社會醫學模式的轉變，合成藥物毒副作用的危害及現代病、富貴病、醫源性疾病和藥源性疾病的大量湧現，人們要求「回歸大自然」的返璞歸真的呼聲日

益高漲，自然療法已經引起世界人民的極大關注和重視。目前，自然療法在歐洲、美洲及亞洲的許多國家和地區頗為盛行。美國和澳洲成立了自然療法學院，日本有自然療法學會，東南亞國家及中國的港澳地區有中華自然療法世界總會，臺灣成立了自然療法學會，並創辦了《自然療法雜誌》。

中國是自然療法的發源地，對中華民族的繁衍昌盛有著巨大的貢獻，作為炎黃子孫、中醫的傳人，發掘、普及和提高中華自然療法歷史重任便責無旁貸地落在我們肩上。南京中醫藥大學第三附屬醫院名醫館主任醫師謝英彪教授是一位學驗俱豐的中醫專家，也是一位知識淵博的自然醫學專家，早在1998年，他邀請了一批自然療法專家，在江蘇科學技術出版社主編了《常見病自然療法叢書》，推出了《高血壓病自然療法》等12本單病種的自然療法著作，在全國開創了單病種自然療法著作的先河。書中所介紹的各種自然療法，有繼承前賢的經驗，也有編著者長期的實踐經驗，內容翔實，簡單易行，療效確切，融科學性、知識性、實用性一體，文字通俗易懂，內容深入淺出，適合廣大群眾閱讀和選用。該叢書出版深受讀者青睞，為了滿足廣大讀者與時俱進、知識更新的需求，謝英彪教授前不久組織了一批自然醫學專家，對該叢書進行了修訂，增補了有關常見病自然療法方面的新知識、新成果、新觀念、新療法。

修訂後的這套叢書，所介紹的常見病、多發病自然療法均為近年來經臨床驗證行之有效的方法。病人在病情穩定或尚未痊癒時，可以此作為輔助治療和康復的重要方式，若病情嚴重或不穩定時，必須在醫生直接指導下綜合治療。

願本書能成為廣大讀者的良師益友。

目 錄

Part 1　腎病的基本知識

（一）名目繁多的腎病　　　　　　　011

（二）常見腎病的主要症狀　　　　　030

Part 2　食物療法

（一）腎病患者的飲食原則　　　　　042

（二）常用於防治腎病的食物　　　　061

（三）腎病患者的食療驗方　　　　　077

Part 3　藥茶療法

（一）藥茶的種類與劑型　　　　　　097

（二）藥茶的服法　　　　　　　　　099

（三）腎病患者的藥茶驗方　　　　　100

Part 4　藥膳療法

（一）藥膳療法的特色　　　　　　　113

（二）配製治療腎病藥膳的常用藥物　116

（三）腎病患者的藥膳驗方　　　　　124

Part 5　運動療法

（一）適度運動對腎病患者有益　138

（二）腎病患者的運動方式　141

（三）運動療法的注意事項　152

Part 6　按摩療法

（一）按摩的作用　154

（二）腎病患者如何進行按摩　155

Part 7　針刺療法

（一）針刺治療腎病的機理　163

（二）針刺治療腎病的方法　164

Part 8　艾灸療法

（一）艾灸療法的種類　167

（二）腎病的艾灸治療　169

（三）施灸的注意事項　171

Part 9　刮痧療法

（一）刮痧療法的分類　172

（二）腎病的刮痧治療　175

（三）刮痧療法的注意事項　180

Part 10　拔罐療法

（一）罐的種類　　　　　　　　　182

（二）拔罐的方法　　　　　　　　183

（三）拔罐的種類　　　　　　　　184

（四）腎病的拔罐治療　　　　　　185

（五）拔罐的注意事項　　　　　　188

Part 11　貼敷療法

（一）貼敷療法的優點　　　　　　190

（二）腎病的貼敷治療　　　　　　192

Part 12　心理療法

（一）腎病對心理健康的危害　　　194

（二）腎病患者的消極心理類型　　195

（三）腎病患者的心理治療　　　　198

Part 13　沐浴療法

（一）礦泉浴　　　　　　　　　　201

（二）砂浴　　　　　　　　　　　201

（三）藥浴　　　　　　　　　　　202

Part 14　起居療法

（一）日常起居　　　　　　　　　205

（二）注意飲食　　　　　　　　　206

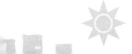

（三）對症護理 208

（四）休閒娛樂和工作 208

（五）性生活與生育 209

（六）預防感染 213

PART 1
腎臟病的基本知識

 ## （一）名目繁多的腎臟病

1 常見的腎臟病

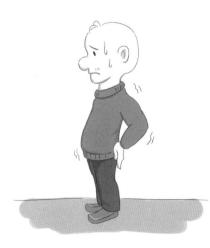

腎臟是非常脆弱的器官，可在炎症、感染、藥物、毒物、先天遺傳及代謝異常等多種病因作用下發生病變。腎臟病按病因、病程的長短、病變部位、腎功能狀況有多種分類方法；腎臟病的診斷常常是結

合多個方面進行綜合診斷，如急性腎絲球腎炎就是指由感染後原發於腎臟的急性腎絲球疾病。

臨床常見的腎臟病為原發性腎絲球疾病如急性腎絲球腎炎、慢性腎絲球腎炎、腎病綜合症、隱匿性腎絲球腎炎、急進性腎絲球腎炎等；泌尿系感染性疾病如急性膀胱炎、急性腎盂腎炎、慢性腎盂腎炎；腎功能衰竭如急性腎衰竭、慢性腎衰竭；繼發性腎臟病如糖尿病腎病、良性小動脈腎硬化症等（高血壓腎病）、狼瘡性腎病、過敏性紫癜腎炎、乙肝相關性腎炎、痛風性腎病等；間質性腎病如間質性腎炎、腎小管酸中毒等；遺傳性腎病如Alport綜合症。

完整的腎臟病診斷應包括病因、病理、腎功能及併發症；腎臟病強調早期正規治療，有些如腎盂腎炎、急性腎衰竭及時治療是可以完全康復的；慢性腎衰竭、多數腎絲球疾病經過積極治療也可以獲得滿意的生活品質。

腎臟病早期可以沒有症狀表現，病友往往自我感覺良好，而意外發現時腎功能多已損害嚴重，甚至已進入尿毒症期，因而提高腎臟保健意識極為重要，不亂服用藥物尤其是感冒藥、止痛藥以及名目繁多的補腎中藥，平時注意閱讀腎病知識科普文章，定期體檢，查尿常規、血常規、腎功能有助於在早期發現腎臟病。

如果已經得了腎臟病，應該到正規醫院就診，儘快明確診斷，必要時做腎臟穿刺，對症治療；治療腎病是一個長期的連續的過程，必須有耐心。不要迷信單方、偏方、特效藥，不但增加治療費用且耽誤病情，錯過早期治療機會。

2 急性腎炎

　　急性腎炎是急性腎絲球腎炎的簡稱，是常見的腎臟病。

　　急性腎絲球腎炎是急性起病，病情輕重不一，以血尿、蛋白尿、水腫、高血壓、少尿為主要表現，並可有一過性氮質血症（血中尿素氮及肌酐升高）的一組臨床綜合症，也稱急性腎炎綜合症。

　　現代醫學定義的腎絲球為腎臟的功能單位，主管濾過的部分。急性腎絲球腎炎是由感染後變態反應引起的兩側腎臟瀰漫性腎絲球損害為主的疾病。本病可發生於任何年齡，以兒童為多見，且男性多於女性，並多數有溶血性鏈球菌感染史。急性腎絲球腎炎的病理改變主要為瀰漫性毛細血管內皮增生及系膜增殖性改變，程度輕重不等：輕者可見腎絲球血管內皮細胞有輕度或中度增生，系膜細胞也增多；重者腎絲球血管內皮細胞增生更明顯，且有炎症細胞浸潤等滲出性改變。增殖的細胞及滲出物可引起腎絲球毛細血管腔狹窄，致使腎血流量及腎絲球過濾速率下降。一般在4～6週內逐漸恢復，少數呈進行性病理改變，逐漸演變成慢性腎絲球腎炎。

　　急性腎絲球腎炎的病因複雜，以溶血性鏈球菌感染後所致急性腎炎最為常見，此型腎炎為A族p溶血性鏈球菌感染，引起扁桃體炎（或猩紅熱）後，該鏈球菌的抗原（常為細菌胞漿蛋白或細菌胞壁M蛋白）引起機體產生針對該抗原的人體內的抗體（免疫球蛋白），抗原抗體形成免疫複合物，當其沉積在腎絲球基底膜上，通過補體（如C3、C4）啟動、嗜中性粒細胞參與等，即可引起一系列炎症反應，如得不到控制或消解，則會導致急性腎絲球

腎炎。

急性期，在患者血中可查到免疫複合物，用免疫螢光方法可以在腎絲球基底膜上查到不規則的顆粒狀沉積物（內含免疫球蛋白G、C3、C4，備解素等）。用電子顯微鏡檢查可以看到這些免疫複合物呈駝峰狀沉積在基底膜上。

除了上述溶血性鏈球菌之外，其他細菌或病毒也可以引起腎絲球腎炎，如肺炎雙球菌、葡萄球菌、肝炎病毒、流感病毒、真菌、原蟲、立克次氏體感染、傳染性單核細胞增多症、水痘、腮腺炎、斑疹傷寒以及某些腺病毒與巨細胞病毒等，都可以引起腎絲球腎炎。上述細菌或病毒等的抗原成分與抗體結合形成免疫複合物沉積在腎絲球，即可形成炎症。其症狀與溶血性鏈球菌感染後引起的腎炎相似，只是症狀較輕。

專家提醒

急性腎絲球腎炎屬中醫「水腫」門中「風水」「陽水」等病證的範疇，其發病以風、寒、熱、濕等外邪為主要原因，此外皮膚瘡瘍毒邪內侵也可引起本病。其發病機制為機體在風寒、風熱、風濕或瘡毒內侵等因素的作用下，肺、脾、腎三臟的功能失調，氣化過程發生紊亂，導致人體水液代謝失常，發生氣機阻滯，水濕瀦留。其病性多從實證向虛實夾雜證演變。

3 慢性腎炎

慢性腎炎是慢性腎絲球腎炎的簡稱，也是臨床常見的腎臟

病。慢性腎炎是由多種原因引起的、主要發生於腎絲球的一組疾病，而以免疫炎症為主，可原發或繼發於其他疾病。

慢性腎炎多為慢性進行性，且病程較長，可長達一年甚至數十年。其臨床表現，以尿常規檢查為例，有程度不等的尿蛋白（即指蛋白尿）、血尿、管型尿、水腫、高血壓和腎功能不全。部分患者早期腎功能正常，但大多數患者有不同程度的腎功能減退，病因不太清楚。慢性腎炎早期病理改變包括以下幾個方面：以系膜增生為主的慢性腎炎；慢性瀰漫性或局灶增生性腎炎；膜性腎炎；局灶節段性腎絲球硬化；膜增殖性腎炎。

有些患者最終可發展為慢性腎功能衰竭導致尿毒症。其過程表現為早期病變繼續發展，腎組織嚴重破壞，形成腎皮質變薄，導致腎臟體積縮小而成固縮腎。本病發生於不同年齡，以青壯年多見，發病率男性高於女性，男女之比約為2：1。

有學者認為，不要單純以治療急性腎絲球腎炎遷延一年以上而未痊癒就輕易地認其為已轉至慢性腎炎，要綜合臨床表觀以及患者治療中的積極向好的變化因素而全面考慮，一則為患者康復的精神需求，二則要強化醫務工作者的責任心。

慢性腎絲球腎炎是由多種原因、多種病理類型組成的一組疾病。

大多數慢性腎絲球腎炎的病因還不甚清楚，目前，臨床上常這樣劃定，即急性鏈球菌（溶血性類菌株）感染後腎炎遷延不癒，且病程在一年以上，14％～20％的小兒和20％～40％的成人急性腎炎患者可轉為慢性腎炎，尤其是發病比較緩慢，且在急性腎絲球腎炎時出現高度浮腫、大量蛋白尿、低蛋白血症和高血脂症，或高血壓持續時間較長，或血中抗「O」抗體不升高者時，

遇到這些類情況的綜合臨床表現，其轉為慢性腎炎的可能性較大。而絕大多數慢性腎炎由病理類型決定其病情必定遷延發展，起病即屬慢性腎炎，與急性腎炎無關。

大多數慢性腎炎的病因儘管還不清楚，但誘發因素常與上呼吸道感染或其他細菌及病毒感染有關。

慢性腎炎的發生，目前公認是由於鏈球菌（尤其溶血性鏈球菌）或其他抗原在體內引起感染，如扁桃體炎、咽炎、副鼻竇炎、扁桃體周圍膿腫、感冒或猩紅熱、皮膚感染等，使體內產生抗體，抗體與抗原發生一系列免疫反應。在這一過程中，若影響到腎絲球組織，就可發生慢性腎炎。如治療不及時或不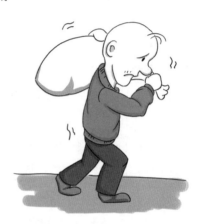恰當，或患者體質高度過敏，被破壞的腎絲球組織又成為自身抗原刺激機體產生自身抗體，使自身免疫反應不斷進行，致使慢性腎炎長期不癒。慢性腎炎的主要誘發因素是感染，其中以上呼吸道感染為最常見。慢性腎炎急性發作大多在寒冷、潮濕、天氣易變的季節；偶見慢性腎炎患者因過度勞累而誘致急性發作的。此外，如房事不節、飲食不慎、精神憂鬱等，亦可使病情惡化。

引起慢性腎炎急性加重的原因：① 細菌或病毒感染。這是最常見的原因，特別是上呼吸道感染（如普通感冒）、流感、咽喉炎、支氣管炎、無症狀性菌尿等都可以使慢性腎炎症狀加重。② 過度勞累。包括過度勞累（如從事重體力勞動和劇烈運動）、開夜車、房事過度等，均可使慢性腎炎病情加重。③ 使用腎毒性藥

物。如慶大黴素、卡那黴素及鏈黴素等。④ 應激狀態。這裡講的應激狀態，是指機體對外來的超負荷的各種原因，如突然消化道出血、嚴重胃腸炎、噁心嘔吐、腹瀉、低血壓、過敏性休克等，超過了機體所能承受的應激能力，主要是指腎上腺皮質為了應付突然到來的刺激，緊急調整腎上腺皮質激素的分泌等。各種應激狀態都可以使慢性腎炎的病情急性加重。⑤ 其他。如水電解質等。

專家提醒

　　慢性腎絲球腎炎屬中醫「水腫」「腰痛」「虛勞」「尿血」的範疇。其病因為外感風、寒、濕、熱、疫毒，內傷七情、飲食、勞倦等，致肺脾腎虛損，氣血陰陽失調，三焦氣機失暢，水濕氾濫；水濕日久化熱，經脈閉塞，導致血瘀，故血瘀也為本病的主要病理改變。

4 腎病綜合症

　　腎病綜合症是一組由多種病因引起的臨床症候群，簡稱腎綜。腎病綜合症由於病因不同，其病理表現也不同，臨床症狀有以下主要特徵：明顯或嚴重水腫；大量蛋白尿，24小時尿蛋白檢測大於或等於3.5克；低蛋白血症，血漿白蛋白等於或小於30克/升；血脂過高（或高脂血症）；尿中常伴有脂肪小體。其中，明顯或嚴重水腫和大量蛋白尿為診斷腎病綜合症的必備條件。

　　腎病綜合症分為原發性和繼發性兩大類。原發於腎絲球的疾

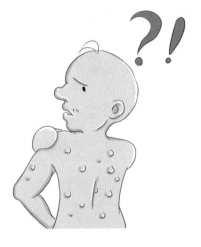

病屬原發性，包括腎絲球腎炎、腎絲球腎病。繼發性腎病綜合症的原因很多，以糖尿病性腎病、腎澱粉樣變、系統性紅斑狼瘡性腎炎、腫瘤、藥物及感染引起的腎病綜合症為常見，其常見的病理變化有微小病變腎病、局灶性節段性病變、瀰漫性腎絲球腎病、IgA腎病及未分類的其他腎絲球腎炎等。

值得一提的是，原發性微小病變型腎病綜合症占小兒腎病綜合症的70％～90％；繼發性腎絲球疾病約占腎病綜合症病因的25％。

腎病綜合症是一組腎臟疾病常見的臨床徵候群，不是疾病的最後診斷，在臨床上並非單純獨立的疾病名稱。腎病綜合症的病因很多，概括起來分為原發性和繼發性兩大類，現概列如下：

（1）原發性腎病綜合症：依據腎活體檢驗的病理改變特點，原發性腎病綜合症常見有以下五種病理類型：①微小病變腎病（又稱微小病變病，「脂性腎病」）。②系膜增生性腎絲球腎炎（包括IgA腎病、IgM腎病）。③系膜毛細血管性腎炎（又稱膜增生性腎炎，即膜增生性腎絲球腎炎）。④膜性腎病（又稱膜性腎絲球腎炎）。⑤腎絲球局灶性節段性硬化。兒童及少年以微小病變腎病較多見，中年以膜性腎病多見，膜性腎病也見於老年人。

（2）繼發性腎病綜合症：①系統性疾病。如系統性紅斑狼瘡，混合性結締組織病，結節性多動脈炎、皮肌炎、澱粉樣變，

過敏性紫癜等。②代謝性疾病。如糖尿病。③感染性疾病。包括細菌、病毒、寄生蟲感染引起的疾病，如細菌性心內膜炎、B型肝炎、瘧疾等。④藥物、毒素及過敏。如青黴胺、利福平、甄甲丙腩酸、汞、金、鉍、蛇毒、花粉及疫苗過敏。⑤腫瘤。癌及肉瘤、白血病及淋巴瘤。⑥遺傳性疾病。先天性腎病綜合症、Fabry's病。⑦其他。子癇、移植腎慢性排斥、腎動脈狹窄等。

　　值得一提的是，腎病綜合症的組織病理學基礎在腎絲球濾過膜。腎絲球濾過膜由毛細血管內皮細胞層、基底膜和腎球囊臟層上皮細胞層組成。此濾過膜對蛋白質過濾起屏障作用。患腎病綜合症時，此屏障作用受損，蛋白質濾出增加，因而出現蛋白尿。尿中含有大量蛋白質，使血漿蛋白降低，血液膠體滲透壓下降，改變了毛細血管內與組織間液體交換的平衡，水瀦留在組織間隙內形成水腫。由於有效血容量減少，促進腎素、血管緊張素、醛固酮系統分泌增加，從而引起水鈉瀦留；並且，因腎血流量減少使腎絲球過濾速率下降也促使水腫發生。持久大量的蛋白尿排出，血漿蛋白尤其是白蛋白濃度降低，可出現白蛋白、球蛋白比例倒置。患者常伴有營養不良，一般呈負氮平衡。

　　因此，臨床上在做腎病綜合症的病因診斷時，需認真排除繼發性腎病綜合症的可能性，才可確定原發性腎病綜合症的診斷。有學者認為，在我國繼發性腎病綜合症以系統性紅斑狼瘡、糖尿病、過敏性紫癜最常見。一般小兒應著重排除遺傳性疾病、感染性疾病及過敏性紫癜等；中青年應著重排除結締組織病、感染、藥物引起的繼發性腎病綜合症；老年人則應著重排除代謝性疾病及惡性腫瘤。對於原因不明的擬為腎病綜合症，患者做腎穿刺活體檢驗有助於確診。

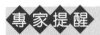
專家提醒

　　腎病綜合症屬中醫「水腫」的範疇。其內因由於勞倦內傷、飲食失調、生育不節、房勞過度，外因多由風、寒、濕邪侵襲。內、外因相互影響，肺虛宣降失常，水道不暢，脾虛則水失運化，腎虛則水無所主，於是水液停積，氾濫肌膚，形成水腫。

5 泌尿系感染

　　泌尿系感染是指泌尿系內有大量微生物繁殖引起的泌尿系炎症，尤其以細菌型泌尿系感染為常見，因此，臨床泌尿系感染是指泌尿系的細菌性感染。

　　泌尿系感染為臨床常見病和多發病。泌尿系感染可分為上泌尿系感染（急性腎盂腎炎、慢性腎盂腎炎）及下泌尿系感染（尿道炎、膀胱炎），尿道炎、膀胱炎可單獨存在，腎盂腎炎常伴有下泌尿系感染，兩者不易分開。

　　泌尿系感染的臨床表現有輕重不等的畏寒、發熱及尿頻、尿急、尿痛、排尿不暢等泌尿系刺激症狀，本病男女均可發生，以女性為多見，女性泌尿系感染發生率據統計為2％～10％，且女性與男性比例為10：1。女性好發於婚期、育齡期、女嬰及老年婦女；妊娠期患病率可高達10.2％。男性50歲以後泌尿系感染患病率亦逐年上升。

　　本病抗生素治療效果較好，但是治療不徹底，常有復發傾向或演變成慢性。有資料表明，女嬰期罹患的泌尿系感染，如治療

不徹底，日後又未有高度警覺，常可潛隱性發展為成年期的慢性腎盂腎炎等病症。本症在晚期由於腎實質嚴重受損，可導致腎功能衰竭。

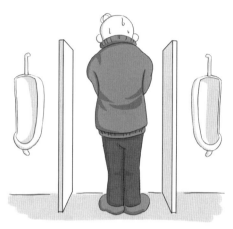

　　任何細菌入侵泌尿系均可引起泌尿系感染，且絕大多數為革蘭氏陰性桿菌（占90％以上），其中，以大腸桿菌為最常見，其次是副大腸桿菌、變形桿菌、克雷桿菌、產氣桿菌、產鹼桿菌、綠膿桿菌及厭氧桿菌等。有5％～10％的泌尿系感染由革蘭氏陽性細菌引起，其中，主要為糞鏈球菌、葡萄球菌。腐生葡萄球菌感染較常見於青年女性，且90％以上的難治性泌尿系感染由腐生葡萄球菌、腸球菌引起。泌尿系感染通常由1種細菌引起，近年來，有研究報導，臨床實踐認識到，泌尿系感染偶可為2種或2種以上細菌混合感染，這類情況多見於長期使用抗生素、泌尿系器械檢查以後及長期保留導尿管的患者。

　　泌尿系感染的一般分類有4種：

　　（1）根據臨床表現：泌尿系感染可分為有症狀泌尿系感染和隱匿性細菌尿。隱匿性細菌尿指患者有真性細菌尿（即清潔中段尿細菌定量培養連續2次≥105/CC，且2次菌種鑒定相同）而無任何泌尿系感染的症狀，是一種無症狀的泌尿系感染。

　　（2）根據感染發生的部位：泌尿系感染可分為下泌尿系感染和上泌尿系感染。下泌尿系感染包括膀胱炎、尿道炎；上泌尿

系感染即腎盂腎炎，腎盂腎炎又可分為急性腎盂腎炎和慢性腎盂腎炎兩大類。

（3）根據泌尿系解剖或功能有無異常：泌尿系感染可分為複雜性泌尿系感染和非複雜性泌尿系感染。複雜性泌尿系感染指伴有泌尿系梗塞、尿流不暢、泌尿系有異物（如結石、停留導尿管等）、泌尿系先天畸形及膀胱輸尿管返流、腎內有梗塞（如在慢性腎臟病基礎上或糖尿病）發生的泌尿系感染。非複雜性泌尿系感染則無上述情況。

（4）根據泌尿系感染發作次數：泌尿系感染可分為初發泌尿系感染和再發泌尿系感染，再發泌尿系感染又可分為復發性泌尿系感染和重新感染性泌尿系感染。

復發性泌尿系感染是指泌尿系感染患者經治療後尿細菌轉陰性，但不久又出現相同的細菌感染；重新感染性泌尿系感染是指患者再出現泌尿系感染時的致病菌與原先不同。值得高度關注的是，重新感染性泌尿系感染者占再發生泌尿系感染的80%。

從病因分析中可以看到，無任何臨床泌尿系感染症狀的隱匿性細菌尿具有潛在的危險性，其中，有些患者的感染期常可追溯到女嬰期，日後未做隨訪監測，其隱匿期可長達幾十年，一俟復發，多已相當嚴重。由此，應該明確兩點：其一，對於初發泌尿系感染者必須及時徹底治癒；其二，治癒後，應努力並嚴格做到每年進行清潔中段尿細菌定量培養檢測。隨著醫療保險制度的深入貫徹和實施，不僅可透過定期體檢發現泌尿系感染患者而得到及時診治，而且還可以透過普查方法發現無症狀的隱匿性細菌尿患者，並採取積極防治舉措，以減少泌尿系感染的發生，保障患者尤其是女性患者的身體健康。

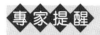專家提醒

　　泌尿系感染中醫屬「淋證」、「腰痛」、「虛勞」、「勞淋」、「熱淋」、「血淋」等。中醫治療淋證的方法及經驗頗多，總的治療提出「熱者宜清，澀者宜利，下陷者宜升提，虛者宜補，陽氣不固者宜溫補命門」的辨證論治原則。意即清利濕熱以祛邪、補腎健脾以扶正。食物療法就是遵循辨證論治的原則，施治有效的食療的方法。泌尿系感染的辨證類型分為濕熱蘊結型、陰虛濕熱型、脾腎兩虛型。

6 泌尿系結石

　　泌尿系結石是指因多種原因導致泌尿系系統結石形成、並出現臨床症狀的病症，俗稱「尿結石症」。

　　正常人從腎臟排泄可溶性代謝產物，當存在某種代謝紊亂或泌尿系感染時，一些難溶解的物質在腎或膀胱內發生沉積，形成結石。結石可引起泌尿系損傷、尿流梗塞、併發感染，導致腎功能受損。尿結石症的發生有明顯的地區差異，中國南方發病率較高。自二十世紀五〇年代以來，尿結石症的發病情況發生很大變化，從以膀胱結石為主演變為以腎、輸尿管結石占絕對優勢，這與生活水準的提高和飲食結構的改變密切相關。

　　腎結石又稱腎石病，指腎盂、腎盞內藏有結石，是泌尿系常見病之一。其發病原因複雜，與諸多因素相關，常見的致病因素可以是全身性的，亦可以是局部性的。發生於腎臟的腎結石，是一類異常凝固體，多由晶體成分及有機質構成。腎結石通常位

於腎盞或腎盂內，也可嵌頓在輸尿管中，或通過輸尿管到達膀胱內。現代醫學研究資料表明：鈣質（含鈣鹽）腎結石占全部腎結石的80％～95％，且主要由草酸鈣及磷酸鈣構成，這種結石往往是多種鈣鹽的混合物，其餘的結石是由尿酸、胱氨酸、磷酸氨鎂構成。腎結石臨床表現可有腰部鈍痛、血尿、膿尿、急性梗塞性少尿無尿，甚則出現腎絞痛、腎功能衰竭等，常發生於20～50歲的青壯年，男性患者高於女性患者。

泌尿系結石中，以腎結石的病因最具代表性。腎結石的形成始於過飽和尿液中的一個結晶核，繼而發生結晶生長，聚集成肉眼可見的結石。結石中通常含有機基質，起到黏附成形的作用，有時結石外形極不規則。腎結石的發病原因極為複雜，可能是多種因素作用的結果。

（1）感染和泌尿系梗塞：感染時尿液偏鹼性，壞死組織、膠體等存在成為結石的核心，磷酸氨鎂易於析出而成為結石，泌尿系梗塞造成尿液淤積，尿中的晶體易於沉澱析出而導致結石形成。

（2）新陳代謝紊亂：多種物質的代謝異常都與結石的發病密切相關。當患者有原發性高鈣尿、原發性甲狀旁腺功能亢進、腎小管酸中毒、黃嘌呤尿等代謝性疾病時，容易出現腎石症。另外，患者腸道手術或患克隆病等腸道疾病時，由於膽酸代謝紊亂及過度水分丟失，可誘發高草酸尿，從而形成草酸鈣結石。此外，腎小管尿酸轉運異常可能與少數尿酸結石患者的腎結石發病有關。

（3）氣候、環境因素：在氣候炎熱，汗出過多而沒有得到及時的補充，常可導致尿液濃縮，並由此增加尿液成分飽和度，

而促進結石形成。提示環境因素對腎結石的形成具有重要的影響。

（4）遺傳基因：缺陷如遺傳性胱氨酸尿症患者因腎小管對胱氨酸、精氨酸、賴氨酸等重吸收障礙，胱氨酸不易溶解而易於形成結石。

（5）職業和不良習慣：高溫作業、極少活動或因工作關係無法定時進食、用膳或長時間無法及時補充水分者，容易形成腎結石。

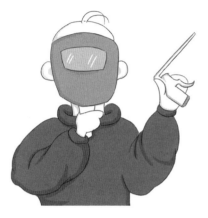

（6）飲食結構變化：長時間過食動物蛋白者，易發生尿酸結石；平時，主食植物蛋白者，如長時間「吃素」，缺乏磷酸鹽，發生膀胱結石的可能性大。此外，精製糖增多，纖維素減少，可促使上泌尿系結石（如腎結石）形成。

（7）年齡、性別與發病的關係：腎結石多發生於20～50歲之間，多數在20歲左右開始出現症狀，男性患者是女性患者的3倍。男性發病年齡高峰為35歲；女性有兩個發病年齡高峰，即30歲和55歲。尿酸結石男性尤為多見；含鈣結石以女性為多。統計泌尿系統疾病住院病例，有資料報導，有結石症狀病史者約占2％；雙側性尿結石者占10％；復發率高達75％。腎結石的發病機制較為複雜，可能是上述提及的各種因素導致晶體物質在尿中濃度升高，或溶解度降低，呈過飽和狀態，析出結晶並與有機質組成結晶核，繼而發生結晶生長，聚集成肉眼可見的結石。在這

一過程中，有如下幾方面因素被認為是至關重要的，也就是說，只要有較好的防治措施如藥物治療、食物療法的有效運用，就可以延緩其形成，或阻止其進一步發展，現將專家、學者的有關論述摘擷如下：

① 尿液過飽和狀態的形成。尿液中晶體濃度增加，超過在尿中的溶解度，出現過飽和狀態，以致晶體發生沉澱，成為結石核心，並在飽和狀態下生長，逐漸聚集成團，從而形成結石。

② 尿液抑制因數含量減少。正常人的尿液中存在一定的晶體形成抑制物，如枸櫞酸、焦磷酸鹽、鎂和某些肽類等，當機體內這些抑制物相對減少時，就容易導致結石形成。

現代臨床研究資料表明，部分腎結石患者尿中枸櫞酸偏低，給予枸櫞酸治療後可以改善部分患者的症狀，此療法為這一理論提供了佐證，也為食物療法防治腎結石提供了有力的依據。

③ 基質核心和基質成核的作用。結石的形成常以有機基質物質作為結石核心，成為晶體物質沉積的範本和黏合劑，然後吸附晶體物質，結石逐漸增大。此外，在結晶形成的早期，可能含有2種或2種以上的晶體物質，一種晶體物質沉積在另一種晶體表面並增長變大，在此過程中，尿液中可能還存在另一些諸如尿黏蛋白等物質促進其他晶體物質的沉積。因此，目前普遍認為，腎結石的形成不是單一因素作用的結果，而是許多因素參與了腎結石的形成，而且形成的機制極為複雜，很多還有待今後進一步研究。

近三十年來，腎臟、輸尿管結石發病率明顯增高，膀胱結石日趨減少；近十年來，90％左右的泌尿系結石可不採用開放手術治療。

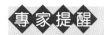
專家提醒

　　泌尿系結石屬中醫淋證（石淋）範疇，中醫很早就有記載，隋代巢元方在其主編的《諸病源候論》中就稱其為砂淋、砂石淋，以小便排出砂石為主證。古代醫家多從「濕熱」論治「石淋」，如《千金方》記載了選用車前子水煎治療石淋。《外台秘要》載有鱉甲、牛角等治療石淋。經過歷代醫家的臨床探索，總結出石淋的形成主要是由於濕熱下注，化火傷陰，煎熬尿液，或因日久正氣虧耗，虛實夾雜所致；且其中醫治療本病的原則是以通淋排石為主，兼顧扶正益氣、行氣破血、滋養陰津等方法。

7 糖尿病腎病

　　目前，全世界糖尿病患者已超過1.2億人，是僅次於心臟病和癌症的危害人類生命健康的第三大疾病。糖尿病的最大危害之處在於長時期的高血糖可導致各種併發症的出現，而絕大多數糖尿病患者都是死於糖尿病的各種併發症，糖尿病腎病就是糖尿病的最主要的併發症之一。

　　長期的高血糖會對血管壁有刺激作用，會導致血管壁上原有的窗孔變大，使原先不能漏出的物質可以經這些窗孔漏過，同時由於糖尿病患者血中糖的含量升高，其血管內的壓力也隨之升高，這種壓力就可以把血管中的某些物質（主要是微量蛋白）從血管內擠到血管外，當血液流經腎臟時，這些蛋白就從尿中排出，於是就形成了蛋白尿。腎臟是一個含有豐富毛細血管的器

官，所以對糖尿病患者說來，一旦確診患有該病，除了經常監測血糖，還應定時查尿常規，一旦發現蛋白尿，就及時治療。因為在疾病早期腎臟的損害是可以恢復的，一旦病情加重或是延誤治療，腎臟損害則往往不易完全恢復正常，甚至出現腎功能減退或衰竭。治療糖尿病腎病的關鍵在於控制原發病即糖尿病本身。而在糖尿病的治療中藥物僅僅是其中一個方面，往往還需配合飲食療法、運動療法和針對患者的心理輔導。

8 腎性高血壓

腎病和高血壓的關係非常密切，各種腎臟病變到後期均可引起高血壓。而各種原因導致的高血壓也可引起腎臟病變，前者稱

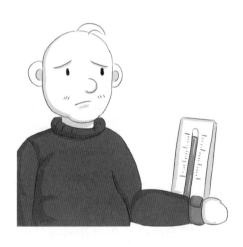

為腎性高血壓，後者稱為高血壓腎損害。各種急、慢性腎臟病的中後期都可能出現高血壓，部分患者血壓呈持續性頑固性升高，頑固性、持續性的血壓升高不僅可加重腎臟病變，還是引起冠心病、腦中風的最重要的危險因素。研究表明，高血壓是糖尿病、血清總膽固醇升高

和吸菸等引起冠心病和腦中風的幾大危險因素中危險度最高的因素。由於腎性高血壓多出現在各種腎臟病變的中後期，治療起來較難，部分患者還容易出現耐藥或對降壓藥反應差，需大劑量聯合用藥。儘管如此，有時療效仍欠佳，且不良反應增大，治療棘

手。在正確使用降壓藥的同時，根據中醫辨病施膳、辨證施膳的原則配合藥膳食療，可產生改善患者症狀作用，更好地降低和控制患者血壓，最大程度地保護腎臟，減少用藥量，促使患者早日康復。腎性高血壓在中醫中屬於「水腫」「眩暈」「頭痛」等範疇。

9 腎性貧血

　　慢性腎功能衰竭常有貧血，並可引起許多症狀。腎性貧血是腎臟疾病的常見症狀之一。慢性腎衰貧血的主要原因是腎臟產生紅細胞生成素減少。此外，鐵的攝入減少，血液透析過程失血或頻繁地抽血化驗，使不少慢性腎功能衰竭患者發生缺鐵性貧血。慢性腎功能衰竭時紅細胞生存時間縮短也會加重貧血。葉酸缺乏、體內缺乏蛋白質、尿毒症毒素對骨髓的抑制等，也是引起貧血的原因之一。由腎臟病引起的貧血，開始時症狀（如頭暈、無力、氣促、消化不良、注意力不能集中等）非常輕微，常被誤認為是非腎性貧血。但是，知道腎性貧血的特點後，就有助於與非腎性貧血相區別，腎性貧血的特點為：①有較長的慢性腎臟疾病的病史，如慢性腎炎、腎小動脈硬化、腎結核、狼瘡性腎炎、多囊腎以及腎結石、前列腺肥大、尿道狹窄等引起的泌尿系梗塞。②腎性貧血者幾乎都伴有腎功能不全。③貧血程度與血中氮質瀦留有關，一般血液中血尿素氮升高2.9～4.2毫摩爾/升，可使每升血液的血紅蛋白下降10克左右。④一般屬正細胞性、正色素性貧血，網織紅細胞一般不超過紅細胞的1％。

小叮嚀

　　腎功能檢查包括：①反映腎絲球濾過功能（狹義的腎功能）的檢查。血中含氮代謝物的測定，與腎絲球有關的腎臟清除率測定。②反映腎小管分泌、重吸收、濃縮、稀釋以及酸鹼平衡功能的檢查。尿比重及滲透壓測定，濃縮、稀釋試驗，純水清除率測定，腎小管重吸收葡萄糖和排泄對氨馬尿酸極量試驗，腎小管酸鹼平衡功能檢查等。③反映腎血流量的檢查。對氨馬尿酸清除率的測定、酚紅排泄試驗等。

（二）常見腎病的主要症狀

1 急性腎炎的症狀

　　急性腎炎的特殊表現：大部分患者有鏈球菌感染史，個別患者上呼吸道感染病史較輕，無任何症狀，但抗鏈球菌溶血素「O」滴度升高。急性鏈球菌感染後腎炎是一種免疫損傷性腎炎，其發病與A族β溶血性鏈球菌感染有關，可以說人體任何部位都可感染這種細菌，但是繼扁桃體炎、咽炎或皮膚感染後的發病率為1%～10%，小兒、青少年、成年人甚至老年人均可患病。罹患此症最常見於5～18歲的青少年兒童，兩性均可發病，男女比例約為2：1。急性腎炎的嚴重程度與前驅感染的症狀不成正比，一般在鏈球菌感染後7～20日開始出現急性腎絲球腎炎的臨床症狀，此時原發感染灶的表現大部分已經消失。部分患者

（如咽炎或上呼吸道感染者）的潛伏期可以較短，為4～10日，最長者3週，超過3週者極少見。急性腎炎的主要臨床症狀表現為：

（1）血尿：典型的肉眼血尿（即能看到的紅色血尿），常是患者的首發症狀，約占40％。尿色呈均勻的棕色渾濁或呈洗肉水樣或醬油樣。肉眼血尿一般持續數日至1～2週後逐漸消失。嚴重血尿時可以合併有排尿困難，或尿道不適感。但無尿頻、尿急、尿痛等明顯的泌尿系刺激症狀，這一特點不同於泌尿系感染。幾乎所有患者均有鏡下血尿，血尿與腎絲球毛細血管叢通透性增加有關。急性腎絲球腎炎鏡下血尿持續時間較長。

（2）蛋白尿：急性腎炎患者幾乎均有不同程度的蛋白尿，一般為輕、中度蛋白尿，24小時尿蛋白定量測定在0.5～3.5克之間，常為非選擇性蛋白尿，大量蛋白尿者少見。一般2～3週後尿蛋白轉為少量，數月後大多消失，成年人消失較慢。部分患者就診時尿蛋白已轉陰性。急性腎炎患者，如蛋白尿較長時間持續存在，則提示病情遷延，應予以重視。蛋白尿亦與腎絲球毛細血管通透性增加有關。

（3）水腫：特殊的面部浮腫，常是急性腎炎患者得病後的第一個可察覺體徵，有70％～90％患者面部浮腫。早晨起床時兩眼瞼浮腫，即人們常說的「腎炎貌」，雙眼目光無神，面色蒼白，睜眼無精打采，重者可延及全身，用手指按壓皮膚時無明顯的凹陷。大部分患者的水腫在2～4週後自行消退。少數患者（約20％）水腫明顯，而且可涉及到漿膜腔積液，如胸腔、腹腔等積水。急性腎炎水腫的主要原因是腎絲球過濾速率下降，腎小管再吸收增加，全身毛細血管病變引起血管通透性增加，以及低蛋白

血症等。急性腎炎水腫，如持續發展下去提示預後欠佳。

（4）高血壓：約有80％的患者有明顯的高血壓，且為中度血壓增高，多在（130～150）/（90～110）毫米汞柱，按世界衛生組織（WHO）修訂的高血壓病診斷標準，其中有相當一部分已歸屬高血壓病範疇。少數患者可出現嚴重的高血壓，但舒張壓很少超過120毫米汞柱。急性腎炎的高血壓持續時間很短，多為一過性，經數日後可趨向正常，有時甚至發病一日便恢復正常。急性腎炎的高血壓，主要原因是水和鈉（鹽）在體內大量瀦留，血容量增多。高血壓與水腫程度近於平行，可隨水腫的減輕而逐漸降低。如果血壓持續升高，採用食物、藥物治療下降不顯著，常說明病情較重。持續升高的血壓又可加重腎臟功能的損害。患者常表現為頭痛、頭暈。值得高度警惕的是，急性腎炎患者舒張壓顯著升高或原先已有心臟疾病者，可有胸悶、心慌、氣促，甚至呼吸困難、口唇紫紺等左心衰竭的表現，嚴重高血壓時，患者可突然出現抽風、昏迷，發生高血壓腦病，尤其幼兒多見，必須積極搶救治療。

（5）少尿：約有半數患者可發生少尿，患者在發病初期尿量每日少於500CC，個別嚴重患者每日可少於400CC，甚至幾10CC。由於排尿減少，體內有毒物質積聚，血液中的尿素氮、肌酐等升高，說明腎功能開始減退，並出現噁心、嘔吐、腹瀉、頭暈等症狀。經食療、藥物利尿

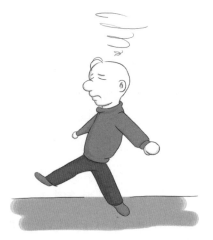

後，尿量逐漸增加，一般2週後腎功能逐漸恢復正常，僅有少數（不足1.5％）患者由少尿發展到無尿，全身水腫加重，血壓繼續升高，可出現尿毒症的許多症狀，如心慌、胸悶、呼吸困難、不能平臥、咳出血性泡沫樣痰，這是急性腎炎併發心力衰竭，如不及時救治，心臟可迅速停止跳動。多數急性腎炎患者常常出現一過性血肌酐及尿素氮增高。透過積極治療，多數患者可以恢復正常。少數老年患者因腎功能已經減弱，雖經多方治療，也很難完全恢復，此類患者臨床症狀改善後仍需長期醫療隨訪監護。

（6）尿常規檢查：除有蛋白尿、紅細胞尿外，尿中所見紅細胞較多，白細胞少許，還可見到紅細胞管型或血紅蛋白管型，以及顆粒管型、少量腎小管上皮管型和少許白細胞管型，這是急性腎炎的重要特點，無蠟樣管型，尿比重較高。尿常規改變較其臨床表現恢復慢，常遷延數月，大部分少年兒童患者、半數成年人患者尿蛋白在4～6個月後轉陰性，少數至1年後才轉陰性，少量鏡下紅細胞可遷延數月甚至1～2年。

（7）全身症狀：除了以上表現外，常有全身乏力、尿頻、食慾減退、嘔吐（與氮質血症不完全成比例）、嗜睡、頭暈、視物模糊（與高血壓程度、腦缺血、腦水腫等有關）、腰部鈍痛等症狀。

2 慢性腎炎症狀

慢性腎炎的主要臨床表現為水腫、高血壓、血尿、蛋白尿、腎功能不全和輕、中度貧血，但每一例患者表現的程度輕重不一。有人以這類表現為主，而有些人又以另一類表現為主，症狀可輕可重或時輕時重，其臨床特點為起病潛隱，進展緩慢。臨床

經常會遇到以下這類病案：①慢性腎炎早期有的患者無症狀，僅檢查表現為不同程度的蛋白尿、尿沉渣檢查輕度異常，輕度高血壓。②晚期可表現為慢性腎功能衰竭。③有的患者表現為慢性腎炎急性發作，常因感染（上呼吸道感染）而誘發，其臨床表現類似急性腎炎。④有的患者主訴有疲倦、乏力、腰部酸痛或血尿，水腫時有時無等，經檢查發現尿蛋白、血壓升高（舒張壓常為中度以上升高）、貧血。⑤極少數患者一直無症狀，最後發現噁心、嘔吐、無力、出血等，檢查時已是尿毒症期。

3 腎病綜合症的症狀

患者日趨加重的水腫常為就診的首發症狀，呈全身性明顯水腫，指壓有凹陷，嚴重者漿膜腔積液，形成胸水、腹水、皮下撕裂紋。高度水腫常伴尿少、血壓升高、輕度氮質血症。大量蛋白尿，每日尿蛋白排泄超過3.5克，嚴重者可達數十克。大量蛋白丟失的直接結果，導致血漿蛋白下降，形成低蛋白血症，其中又以白蛋白為主，一般低於30克/升，嚴重者不足10克/升。同時出現血漿脂質濃度升高，血膽固醇、三醯甘油均明顯增加，患者全身症狀表現為神疲無力、食慾下降、易併發感染等。在防治腎病綜合症過程中，同樣須對其主要併發症有明確的瞭解，這對充分運用綜合保健治療措施，包括食物療法等具有重要意義，現簡述幾點如下。

（1）感染：感染是腎病綜合症的主要併發症。由於大量的蛋白丟失，免疫球蛋白減少，蛋白質營養不良，免疫功能低下，加之激素等藥物的應用，患者常易併發各種感染，如呼吸道感染、泌尿系感染、皮膚感染，甚至敗血症、腹膜炎等。要特別警

惕，在應用激素過程中的併發感染，症狀常不典型，容易被忽略而影響病症的痊癒。

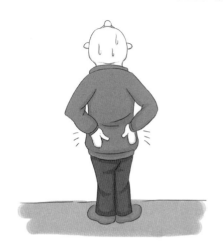

（2）高凝血症：由於某些蛋白的丟失，及肝代償性合成蛋白質增加，引起機體凝血、抗凝及纖溶系統失衡，加之腎病綜合症時血小板功能亢進，血液黏度增加，從而造成血液高凝狀態。激素的治療又加重高凝。因此，腎病綜合症易發生血栓、栓塞性併發症。其中，最常見的是腎靜脈血栓（發病率多在20％～30％），另外，肢體靜脈血栓、下腔靜脈血栓、肺血管血栓或栓塞也不少見，甚至可見腦血管血栓及冠狀血管血栓，並可危及生命。當腎靜脈血栓形成時，患者常突發腰痛、大量蛋白尿、血尿、腎功能損害等。患者中，亦有緩慢起病者。

（3）急性腎功能衰竭：低蛋白血症、低血漿膠體滲透壓引起大量液體進入組織間隙，使有效血容量減少，腎血流量下降，腎缺血，或腎靜脈血栓形成等原因，導致腎絲球過濾速率下降，而發展成為急性腎功能衰竭。

（4）蛋白質及脂肪代謝紊亂：長期的低蛋白血症會引起營養不良，幼兒生長發育遲緩；金屬結合蛋白減少會造成鐵、銅、鋅等人體必需微量元素缺乏；內分泌素結合蛋白不足會誘發內分泌紊亂；藥物結合蛋白減少會使血漿游離藥物濃度增加，排泄增速，結果不僅加重藥物對機體的毒性反應，而且還會減低藥物療

效。脂肪代謝紊亂引起的高脂血症不但能增加心腦血管併發症，增加血液黏滯度，促使血栓栓塞發生，而且會促進腎絲球系膜細胞增生及腎絲球硬化。

4 泌尿系感染的症狀

泌尿系感染的臨床表現多樣化，且涉及範圍廣，常易漏診或誤診。因此，瞭解其臨床表現尤為重要，限於篇幅，這裡主要介紹與腎臟疾病密切相關的幾個病種類型：急性膀胱炎、急性腎盂腎炎、慢性腎盂腎炎。

（1）急性膀胱炎：膀胱炎是指發生在膀胱部位的下泌尿系感染，是成年人泌尿系感染的最常見類型，有急性膀胱炎和慢性膀胱炎之分。急性膀胱炎多由上行感染所致，同時伴有急性尿道炎症狀，占泌尿系感染總數的50％～70％，致病菌多為大腸桿菌，其典型臨床表現為尿頻、尿急、尿痛等泌尿系刺激症狀和混濁尿。

尿頻，即排尿次數明顯增多，尿頻者每小時排尿1～2次，甚至5～6次。

尿急，即尿意一來即迫不及待地立即要排尿，排尿量不多，一般每次10～100CC，有時甚至少於10～20CC。

尿痛，即排尿時膀胱區及尿道部位灼痛，甚至腹部疼痛。

混濁尿，即患者尿中有大量白細胞，尿多呈混濁狀。偶有血尿甚至肉眼血尿。

多數患者排尿結束時恥骨聯合的上方疼痛。

急性膀胱炎患者全身症狀輕微，常無發熱及血白細胞增多；或僅見泌尿系刺激症狀。少數患者有疲乏感、腰痛、低熱，如

不存在複雜因素，一般有自限性，可在7～10天內自癒。再發者80％是重新感染，復發者較少見。

（2）急性腎盂腎炎：急性腎盂腎炎患者全身表現為急驟起病，常伴有寒戰高熱，體溫在38～40℃之間，全身不適，疲乏無力，食慾減退，噁心嘔吐，甚至腹脹或腹瀉等。若高熱持續不退，往往提示併發泌尿系梗塞、腎膿腫或敗血症等。腎盂腎炎多由上行感染所致，故多伴有膀胱炎，患者常有尿頻、尿急、尿痛等泌尿系刺激症狀，尿液外觀混濁，偶有血尿，腰痛和下腹疼痛。腎區有壓痛或叩擊痛，肋脊角和上輸尿管點、中輸尿管點和恥骨上膀胱區有壓痛。血中性粒細胞增多和血沉增快，一般無高血壓和氮質血症。急性腎盂腎炎輕症患者可無明顯的全身症狀，僅有泌尿系刺激症狀及尿液變化。必須重視的是，上行感染發病者多有明顯的泌尿系局部症狀，而血行感染致病時則全身表現較為突出，嚴重者個別可發生革蘭陰性桿菌敗血症。不典型的腎盂腎炎臨床表現複雜多變，易誤診為感冒、急性胃腸炎、膽囊炎、闌尾炎、傷寒、泌尿系結石等。

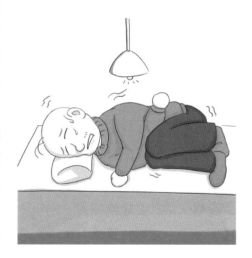

（3）慢性腎盂腎炎：典型的慢性腎盂腎炎多有急性腎炎史及反覆發作史半年以上；近年來，發現急性腎盂腎炎是否易轉成慢性，在很大程度上取決於易感因素，引起重視的是先天畸形、

梗塞，尤其是膀胱輸尿管返流在慢性腎盂腎炎的發病上佔有重要的地位。

慢性腎盂腎炎發作時，以泌尿系刺激症狀為主，全身症狀較輕，可有輕度發熱、腰痛及腎區叩擊痛等。部分患者病情隱匿，尿檢細菌陽性，稱「無症狀性菌尿」，應引起足夠的重視。少數患者可無泌尿系刺激症狀，而以其他症狀為主要的臨床表現，如長期低熱，血壓升高，間斷出現血尿、貧血、水腫等。因而本病的臨床表現多不典型，且複雜多樣，重者急性發病時臨床表現為典型的急性腎盂腎炎症狀，輕者則可無明顯的全身表現，僅見腎、泌尿系症狀及尿液改變，或僅有尿檢異常者。根據臨床的表現不同常有以下幾種類型：①復發型常多次急性發作，發病時可有全身感染症狀、泌尿系局部表現及尿液變化，類似急性腎炎。② 低熱型以長期低熱為主要表現，可伴乏力、腰酸、食慾不振、體重減輕等。③血尿型以血尿為主要表現，呈鏡下或肉眼血尿，發病時伴腰痛、腰酸和泌尿系刺激症狀。④高血壓型在病程中出現高血壓，偶可發展為急進性高血壓，常伴貧血，但無明顯的蛋白尿和水腫等。⑤隱匿型無任何全身或局部症狀，僅有尿液變化，尿菌培養陽性，即無症狀性菌尿。腎盂腎炎的重要臨床特點是易復發，再次發作可以是原病復發，或是重新感染。腎盂腎炎晚期，常有腎功能損害，出現腎小管濃縮功能減退，如夜尿增多、多尿、電解質紊亂、酸中毒等。繼而腎絲球受損而致腎功能衰竭。

5 泌尿系結石的症狀

腎和輸尿管結石（亦稱上泌尿系結石）的主要表現是與活

動有關的血尿和疼痛。也就是說，腎結石的症狀取決於結石的大小、形狀、位置和有無感染、梗塞等併發症。部分患者可完全沒有臨床症狀，僅是在腹部攝片或做超音波檢查時偶然發現。就腎結石常見的臨床症狀表現有以下幾類：

（1）疼痛：腎結石疼痛可分為腎絞痛和鈍痛。

腎結石絞痛，可在某一時刻突然發作，可以沒有任何前驅症狀。疼痛發作時有如刀割，難以忍受。常以急症就診，表現急性病容，體屈壓腹或按壓腰部，在床上輾轉不安，不時呻吟。每次絞痛發作時可長達幾個小時，偶可見到幾分鐘緩解的病例。疼痛發作嚴重者，可見面色蒼白，全身冷汗淋漓，脈快，血壓下降呈虛脫狀態，可伴有消化道症狀，如噁心嘔吐等。有時隨絞痛伴有尿量減少，可能系結石梗塞影響尿液排出或因疼痛發作虛脫引起循環血量不足而導致尿少。症狀一旦緩解，又可出現多尿。一般腎絞痛多需止痛藥物才能逐漸緩解。腎絞痛呈刀割樣，且疼痛常放射至下腹部、腹股溝、兩腿內側，女性可放射至陰唇部位，男性患者可放射至陰囊、睪丸部位。

腎結石鈍痛，多數患者感到腰部或上腹部不適、酸脹，有間歇發作的疼痛史，疼痛常位於脊肋部、腰部或腹部，多呈陣發性，亦可為持續性疼痛，疼痛輕時，可能僅表現為腰部酸脹，勞動可使疼痛發作或加重。個別患者也可見結石很大而無臨床症狀表現者。

（2）血尿：血尿為腎結石常見症狀之一。多在疼痛發作時出現鏡檢血尿，亦可見肉眼血尿，且以鏡下血尿居多，大量的肉眼血尿是少見的，有20％～50％患者可不發生血尿，疼痛發作過去後，尿中可出現鏡檢紅細胞。體力活動後血尿可加重，也可出

現無痛性血尿。一般情況下，結石停止移動數天後疼痛可停止，血尿也可消失。

（3）尿閉：雙側輸尿管或孤立腎的結石發生完全梗塞時，可引起急性腎後性尿閉，患者出現少尿或無尿。

（4）泌尿系感染：腎結石常見的併發症之一就是泌尿系感染，腎結石併發感染時常伴有尿頻、尿急、尿痛等症狀，臨床還可出現高熱、寒戰、腰痛如折，有少數患者可出現面色蒼白，或出現紫紺、四肢冰涼、大汗淋漓、脈細數、血壓下降等虛脫表現。泌尿系感染部分患者長期以膿尿為主要症狀，如果結石不除，感染也無法徹底治癒，而感染因素又加速了結石的形成。

（5）慢性腎功能不全：慢性腎功能不全，如結石長期梗塞造成腎積水，可引起進行性腎功能減退，如果長期得不到糾治，則可導致慢性腎功能不全。

（6）其他或可伴發的相關症狀：甲狀腺功能亢進引起腎結石者，可伴有甲狀腺腫大等；如若腎結石為甲狀旁腺功能亢進引起的患者，又常併發多發性骨折、骨骼變形、眼角膜鈣化及潰瘍病等；痛風或高尿酸血症導致的腎結石患者，可合併反覆發作關節炎、痛風石等臨床表現。值得一提的膀胱結石（亦稱下泌尿系結石），其典型症狀為排尿突然中斷，並感到疼痛，且有放射痛。前列腺增生繼發

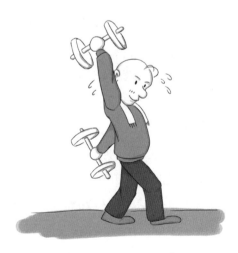

膀胱結石時，排尿困難加重或伴有感染症狀。

相關連結│**如何預防腎病**

如何預防腎病

❶ 注意鍛鍊身體，增強體質，積極預防感冒，避免受涼、受濕和過度勞累，並保持愉快的心情。

❷ 加強個人衛生，注意保持皮膚、口腔清潔，睡前後，飯後漱口，以防感染及皮膚損傷，一旦有感染，及早診斷和治療。

❸ 避免使用對腎臟有損害的藥物，如慶大黴素，第一代頭孢菌素等。

❹ 給予高熱量、高蛋白、高維生素、易消化的飲食。

❺ 鼓勵多飲水，以增加尿量沖洗尿道，促進細菌和炎性物質的排出。

PART 2
食物療法

 醫生的話

食物療法涉及飲食的調配、烹調加工，進食的衛生，飲食前後的保養，飲食的節制，飲食的禁忌等諸多內容。它是在幾千年的發展中形成的一些基本的原則，成為中華醫學的寶貴遺產。

 ## （一）腎病患者的飲食原則

1 急性腎炎的飲食原則

在急性腎炎的防治中，中西醫藥學界均有這樣的共識，就是首先在於減輕腎臟負擔，保護正常腎單位功能，修復病變腎細胞，糾治機體水電解質代謝紊亂，消除或減輕患者的臨床症狀，使其逐漸或盡可能快地康復，並提高生存品質。

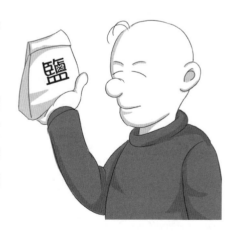

這也是腎臟病食物療法的出發點和歸宿點。由於急性腎絲球腎炎分型多，且臨床表現交叉複雜，因而急性腎炎的飲食原則主要應根據患者的蛋白尿的程度及腎功能狀況來調理，此外也要根據患者血尿的實際狀況、浮腫的程度、高血壓及全身症狀等情況綜合考慮。現就急性腎炎的飲食原則、急性腎炎患者飲食注意事項概述如下。

（1）急性腎炎的飲食原則：

① 輕型病例。在膳食中宜適當限制蛋白質和食鹽的攝入量。以正常成年人計，每日蛋白質限制在0.8克/公斤體重，即每日40～50克。食鹽（即氯化鈉）的限量則根據浮腫及高血壓程度來定，一般食鹽量每日應控制在4克以下。②中度和重度病例。此類病情相對較重，考慮到部分患者有不同程度氮質血症，即使程度較輕，其膳食控制也應嚴格要求。

蛋白質。急性腎炎初期應嚴格限制，每日蛋白質應小於0.5克/公斤體重，平均每日20～40克。

鈉鹽。急性腎炎患者若出現水腫（如明顯的浮腫）及高血壓，膳食中須採用低鹽（或低鈉）膳食，低鹽膳食一般規定每日攝取食鹽2～3克，或醬油10～15CC。

鉀鹽。當急性腎炎患者出現少尿、尿閉或血鉀升高等症狀時，即應限食含鉀豐富的蔬菜類及水果類。全日攝入的鉀鹽量應小於500毫克（即0.5克）。

入液量。應視急性腎炎患者每日尿量多少來實際控制入液量。一般方法為每日收集其排尿，並計總量，即除補充前一日排尿總量外，再多攝入500～1000CC。尿量少且伴有浮腫的患者，其每日總入液量應少於1000CC。

　　總熱能。急性腎炎患者發病期間需臥床休息，能量供應不宜過高，每日25～30卡/公斤，全日1600～2000卡。能量的主要來源為糖類和脂肪，大約占總熱量的90％。但脂肪含量不宜過多，且應食用含多不飽和脂肪酸豐富的油脂類，即以植物油類脂肪為主。米、麵等主食仍以患者的生活習慣選用，一般可不加限制。

　　維生素。機體必需的各種維生素均應充足，尤需注意供給富含維生素C、維生素B_1、維生素B_2、維生素B_6、維生素 B_{12}、維生素K、維生素E、維生素P、葉酸等成分的食物。維生素C不僅可增強機體免疫功能，保護血管系統，而且對抗過敏反應極為有利，更應供給充足，醫學專家建議每日至少 500毫克以上。維生素B族中有多種與造血、生血功能密切相關，也應每日足量供給。

　　高糖飲食。糖類（尤其葡萄糖）在體內代謝產生二氧化碳和水，不增加腎臟負擔。食用時，可選擇葡萄糖、蜂蜜、糖蜜、果汁、白糖等。

　　必需微量元素。急性腎炎患者要重視必需微量元素的供給，如微量元素鉻、鐵、鈷、錳等多與造血、生血功能相關，供給充分可改善腎炎後貧血狀況；鋅、硒、銅等多與提高機體免疫功能密切相關。

　　（2）急性腎炎患者的飲食注意事項：

　　關於限水量問題，原則上急性腎炎患者水腫嚴重而少尿者，應根據排尿量決定攝水量，即「量出為入」。嚴格說來，還應考慮個體的實際情況而定，如發生腹瀉、嘔吐以及包括正常的排便因素，都應估算在內，作為前一日的總出量應該補足，再在當日加500CC（包括飲料、流質、半流質等在內）的攝水量。

　　急性腎炎發病期間的限制食鹽，主要指家庭膳食餐飲中所應用的氯化鈉（食鹽），尤其對於水腫明顯和血壓升高者，一定要嚴格限制；這種限制在利尿消腫後可適當放寬，但忌鹽、少鈉的防治原則仍須遵循。即使臨床症狀消失後，仍宜實施低鹽膳食，以成年人合計，每日攝入的食鹽量為2～3克，且須持續3個月左右，有利於患者的康復，並可預防腎炎復發。用通俗的話講，做菜的時候少放些鹽，盡可能吃得淡一點、再淡一點。在此期間，凡含鹽多的食品如鹹菜、泡菜、鹹蛋、皮蛋、醃肉、海味、鹹麵包、掛麵、醃漬金橘、話梅、松子、蘇打餅乾、鮮肉包、菜包等均應避免食用。

　　急性腎炎患者在病情較為嚴重時，必須採取無鹽膳食，也就是說，在烹飪食物或食品時不加食鹽、醬油以及含食鹽的醋、雞精粉和各類醬製品。可用糖、番茄醬以及腎炎患者專用的食醋、芝麻醬等調味。

　　當出現少尿、無尿或血鉀升高時，急性腎炎患者應限制含鉀豐富的蔬菜及水果，如韭菜、香椿、菜花、冬筍、春筍、紫菜、榨菜、川冬菜、杏、苦瓜等，食用蔬菜及水果以每100克鮮品食部計，其含鉀量應少於120毫克，含鈉量應小於5毫克，以使其K指數（即鉀/鈉之比值）大於250。有學者認為，人體正常功能狀況下的K指數

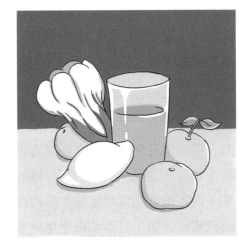

為3，凡K指數在5以上的食物均能起到較為溫和的降壓、利尿作用。如冬瓜、絲瓜、西瓜、葡萄等蔬菜、水果符合上述要求，可用於急性腎炎少尿、無尿或血鉀升高時的膳食餐飲食物和果品。

由於限制含鉀較多的食物，急性腎炎患者平時可選擇的蔬菜和水果就會減少，其相應地維生素攝入也明顯減少，容易造成維生素缺乏的狀況，因而，需及時地補充各種維生素製劑。在病情得到控制，已有明顯恢復起色時，就應該逐步從飲食中補充源於自然的維生素活性成分。

適當補充鹼性飲料，急性腎絲球腎炎時，由於代謝失調，患者尿液pH偏酸性，因而，宜飲用鮮橘汁、檸檬水、蔬菜汁等鹼性飲料，使其調節酸鹼平衡，以有利於機體康復。

急性腎炎患者宜進易於消化、性質平和且無刺激性的食物。避免加重胃腸道及腎臟負擔，禁吃不易消化的油炸、熏製食品，忌吃核蛋白含量高、代謝後產生嘌呤類的食物，如肝、腎等，因其可引起血尿酸升高。可進溫中、消食、利水的食物，如河魚（鯉魚、鯽魚）、甲魚可溫補健脾利水；禽類瘦肉可補虛溫中；冬瓜、西瓜（及其西瓜翠衣，即西瓜皮）既能清熱除煩，又能利尿消腫；黃耆、黨參、益母草等能增強免疫功能，提高抗病能力。

值得一提的是，處於生長期少年兒童急性腎炎患者，尤須注意補充足夠的熱量，在一般情況下（即有食慾需求時），巧克力、糖類以及含脂類食物可以食用。食用糖類時，以原糖（如紅糖、糖蜜）為優，原糖中含有較高的鉻、銅、鋅、鐵等微量元素，這些微量元素可促進並參與造血、生血過程。醫學流行病學研究資料表明，目前都市少年兒童肥胖及超重者已達相當大的比

重，其中，還有糖尿病患者，若兼患急性腎炎以及在患病期間，就不能以食用糖類來補充熱量。

2 慢性腎炎的飲食原則

慢性腎炎患者，在用藥物治療、避免疲勞的前提下，應注意掌握以下的飲食原則。

（1）主食應正確攝取：由於白米、麵粉、雜糧、豆類及其製品含非必需胺基酸較高，因此應配以含優質蛋白質較高，能提供必需胺基酸的肉、蛋、魚、禽類等食品，但氮質血症患者則應控制食用。慢性腎炎患者如腎功能正常而有低蛋白血症者，應提高蛋白質的攝入量，如腎功能受損，則應給予高品質的蛋白質，成人蛋白質供給量每日每公斤體重為1克。如不加分析地控制蛋白質的攝入，易造成營養不良，對腎功能的恢復不利；但是，過多地攝入蛋白質，又會加速腎絲球的硬化。因此必須重視，應給予足夠的熱量。輕體力勞動者，能量按體力勞動標準供給；產後休息或家庭養護的患者，按每日每公斤體重可供給30～35卡。

（2）食鹽要適量：慢性腎炎患者飲食的基本要求是低鹽，一般以每日3克左右的量供給比較適宜。有明顯水腫、高血壓時應低鹽，每日1～2克；若水腫明顯，每日尿量1000CC以內應暫用無鹽飲食。此外，慢性腎炎患者在日排尿量正常的情況下，

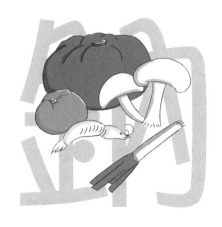

可以不限制水的攝入量。對於慢性腎炎來說，食鹽（即氯化鈉）的攝入一般以低鹽飲食為宜。有水腫及高血壓者，應限制鈉鹽攝入，以每日1～3克為好。過分限制食鹽，患者會出現四肢無力、精神不振、厭食及電解質紊亂等症狀，並會使腎血流量減少；當腎功能明顯減退時，過分地限鹽還會加重腎功能損害。

下列相關食物均以100克食部計所含鈉量值，每100克常用食物含鈉量在100毫克以下的有：大白菜、花椰菜、莧菜、韭菜、冬瓜、絲瓜、南瓜、番茄、大蔥、韭黃、豆類、牛肉、豬肉、雞肉、橘子、蘋果、梨、荸薺等。每100克常用食物含鈉量在200毫克以上的有：豆腐、蘑菇、紫菜、小茴香、芝麻醬、雪裡紅、蝦米等。

在忌鹽過程中，患者往往買無鹽（即不含氯化鈉的）醬油吃，這種醬油含鉀而不含鈉，對腎功能正常、尿量並不少、血鉀不高的患者可以用。但若患者的腎功能較差，尿量較少時最好不用，因為鉀是隨尿液排出的，如果尿少，鉀排出少，則可能出現高血鉀，嚴重時會危及心臟，甚至抑制心臟跳動而發生意外。

有的患者在忌鹽（即忌食鹽）階段加服中藥秋石，但要區分淡秋石與鹹秋石。淡秋石主要含尿酸鈣不含鈉，可以服用；鹹秋石含氯化鈉，故不應選用。

民間有一種說法，「得了腎炎要忌鹽一百天」，其實這是不完全正確的。腎炎患者的食鹽攝入量應當根據病情嚴格控制，一旦病情好轉，如血壓下降、水腫消退，雖然在一段時間內仍要以清淡為主，不要吃得太鹹，感到有鹹的滋味為宜；但隨著病情的好轉，可以逐漸恢復正常飲食，不宜長期忌鹽。由於食鹽也是維繫生命活動不可或缺的重要物質，長期過分限制食鹽攝入，必然

會造成低鈉綜合症，臨床出現食慾減退、神疲無力、精神不振等症狀，而且，會使體內無機鹽的平衡發生紊亂，腎臟的血流量減少，腎功能損害進一步加重，特別是在使用速尿、利尿酸、甘露醇等強效利尿劑時更不應忌鹽。

（3）適當補充蛋白質：慢性腎炎患者的腎功能尚可時，其膳食中的蛋白質不必嚴格限制，一般每日每公斤體重供給1克，以60公斤體重計，則應以供給60克蛋白質為宜。如果尿蛋白增多，血漿蛋白低而無氮質血症，可進高蛋白飲食，每日每公斤體重供給1.2～1.5克，以60公斤體重計，則應供給蛋白質72～90克。這種補充蛋白質的飲食是有治療意義的，因為慢性腎炎患者常出現蛋白尿，所以必須從餐飲食物中加以補充。當出現氮質血症時，則蛋白質的用量必須減少，每日每公斤體重只能供給0.6～0.8克，以60公斤體重合計，則每日供給蛋白質為36～48克。應限食或禁食豆類食品和豆製品，提高優質蛋白如牛奶、雞蛋等在每日攝入蛋白質總量中的比例。當大量利尿後，水腫減輕，胃口好轉，為了及時補充小便中大量失去的蛋白質，應該吃高蛋白飲食。如果慢性腎炎進一步發展為尿毒症時，要嚴格採用低蛋白飲食，每日飲食中成人攝入蛋白質在30克以下，糖類和脂肪可不加限制，以保證熱量的需要。

（4）要給予充足的維生素和重視無機鹽的攝取：慢性腎炎患者宜多吃含維生素豐富的蔬菜和水果，增加維生素B群和維生素C的攝入。尤其是補充維生素C，因為長期慢性腎炎的患者多伴有輕、中度貧血，補充維生素C能增加鐵的吸收，所以應選擇食用番茄、綠葉蔬菜、西瓜、黃瓜、柑橘、奇異果、新鮮大棗和天然果汁等食品。食慾差者可補充維生素C製劑。同時應多補充

維生素B群和葉酸豐富的食物，如動物的內臟和綠葉蔬菜等食品，有助於改善貧血。當慢性腎炎急性發作時，應遵照急性腎炎的飲食原則，調整飲食結構，多食新鮮蔬菜和水果，如冬瓜、西瓜、番茄、蘿蔔、金針菜、鮮藕、橘子、梨等。高血鉀，以及尿量在1000CC以下 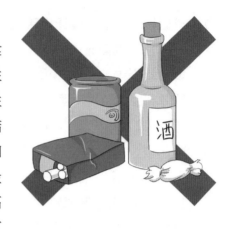 時應選用低鉀食物，慎食或忌食含鉀高的食物，要慎重選用蔬菜和水果。每100克食物食部含鉀量在100毫克以下的有：蛋類、豬血、豬皮、海參、麵筋、藕粉、粉皮、南瓜、菜瓜等；每100克食物食部含鉀量在100毫克以上的有：肉類、動物內臟、雞、魚、蝦米、鱔魚、油菜、花椰菜、香菜、豆類、甘薯、馬鈴薯、花生、蘑菇、榨菜、海帶、紅棗、柿餅等。

（5）飲食要有節制：慢性腎炎患者的飲食除了要講究品質外，還必須注意飲食要有節制，切實做到定時定量，不可飢飽失度。飲食要冷熱適宜，最好選用微溫或微涼的食品，不可太過。由於患者本身體質較弱，尤其在冬春季節，宜食用溫熱製品和食物，寒涼太過，易傷陽氣，招致新的感染。即使在盛夏暑日，飲食物仍以稍涼即可，勿過食冰淇淋類食物和飲料等，這一點同樣要引起充分的關注和重視。許多現代醫學研究表明，慢性腎炎是免疫性疾病，而且是一種自身免疫疾病，因此，要考慮可能引發機體過敏的食物應少食、慎食，如蝦蟹等水產海鮮雖營養豐富，但吃下去容易發生過敏症狀，所以，對慢性腎炎患者來說，

還是以少食為好。慢性腎炎患者還應忌辛辣刺激性食物及鵝、豬頭肉等。要限制高膽固醇食物和刺激性食物，由於慢性腎臟疾病患者血膽固醇較高，為了預防高膽固醇血症，如動物腦及骨髓、蟹黃、蛋黃、動物肝、腎及膽固醇含量高的海產品最好不吃或少吃。慢性腎炎患者應戒菸、酒，忌食糖類飲料，如濃茶、咖啡、可可等。

3 腎病綜合症的飲食原則

患有腎病綜合症的患者應以臥床休息為主，臥床可增加腎臟血流量，有利於利尿，並且可以減少患者與外界環境的頻繁接觸，避免傳染感冒等其他疾病。鼓勵患者根據自己的體能狀況，適當做一些床上及床邊活動，以預防肢體血管血栓形成，但活動量不宜過大。

腎病綜合症的臨床表現是水腫，蛋白尿及其低蛋白血症與血脂過高為其主要特徵，因而，在飲食原則上主要集中在對水和鈉鹽攝入的控制，給予必須的蛋白質量以及採取低脂肪飲食等多種舉措上。現簡述如下：

（1）供給充足的熱能：飲食中熱量要足以維持腎病綜合症患者的實際需要，以保證蛋白質的充分利用。熱能值每日不低於每公斤體重35卡。考慮到患者常食慾欠佳，或胃口不好，儘量在烹飪環節上下工夫，做到品種多樣化、營養合理化，而且具備色香味形，以增進患病者的食慾，促使其增強與疾病抗爭的能力。

（2）控制水、鈉鹽的攝入：腎病綜合症患者均有明顯水腫，因而對水、鈉鹽攝入的控制尤為重要，水腫明顯時應控制水和鈉鹽的攝入量，除進食外，水的攝入量最好限制在每天500CC

左右，食鹽的攝入量控制在每天2～3克。重度水腫時，每天只能吃0.5克的鈉鹽或吃無鹽飲食，要禁食鹹魚、鹹肉、鹹鴨蛋、皮蛋、豆腐乳和各種鹹菜。膳食烹飪時如不用鹽時，每天可用醬油5～10CC（5CC醬油中約含有1克食鹽）。高度水腫時，還應禁食含鹼主食及含鈉量高的蔬菜，如用發酵粉或鹼製作的饅頭、蔥油餅及菠菜、油菜、小白菜和白蘿蔔等。

（3）給予必須的蛋白質量：腎病綜合症患者因尿中丟失大量蛋白，長時間的低蛋白血症，造成機體的負氮平衡，處於營養不良狀態。如患者腎功能良好，可適當給予高蛋白飲食。成人按每天每公斤體重供給1.5～2.0克蛋白質，以60公斤體重計算，合為90～120克蛋白質，以糾治和防止血漿蛋白降低、貧血及營養不良性水腫。應多選用雞蛋、豬（或羊、牛）瘦肉、雞肉、魚肉等富含優質蛋白的食物。生物學價值高的蛋白質（優質蛋白）占蛋白總量的60％～70％。有報導，近年醫學研究表明，高蛋白質飲食可引起腎絲球高灌注、高濾過，導致腎絲球硬化及腎間質炎症及纖維化，故不主張長期攝入過高蛋白飲食。現在不少學者提倡採用大豆蛋白為主的食療方法。對於慢性、非嚴重期的腎病綜合症患者，應攝入較少量的高品質蛋白，成人每天每公斤體重為0.7～1.0克，以60公斤體重計，合全天蛋白質總量為42～60克。但在發生腎功能損害、出現氮瀦留時（化驗血尿素氮及血肌酐值高於正常），則要限制蛋白質的攝入量，且應進食低蛋白飲食，成人每天每公斤體重0.65克，以60公斤體重計，合全天供給蛋白質量39克，即每天供給蛋白質總量控制在40克以內。

（4）採取低脂肪飲食：血脂過高（或高血脂症）是腎病綜合症的重要病症之一，因而，患者應採取低脂肪飲食，每天成人

（以60公斤體重計）供給脂肪總量為50～70克，占總熱能20％以下。動物油脂（深海魚油除外）含膽固醇及飽和脂肪酸較高，含不飽和脂肪酸較少，腎病綜合症患者不宜多食；而植物油脂（椰子油除外）恰好相反，適合腎病綜合症患者食用。為減輕高血脂症的困擾，腎病綜合症患者宜多食豆油、玉米胚油、芝麻油、葵花子油，飲食物中吃一些富含可溶性纖維素（如燕麥、米糠等）食物或食品，也有利於降血脂。

（5）進食含鈣豐富的食物：腎病綜合症患者由於腎絲球基膜通透性增加，尿中除丟失白蛋白以外，還同時丟失與蛋白結合的某些元素及激素，鈣、磷缺乏，導致骨質疏鬆，發生低鈣血症，因此，應進食奶類及乳製品、各種豆類及豆製品，以補充機體所需的鈣、磷、鎂、鋅等礦物質成分。

（6）補充足量的維生素：腎病綜合症患者應重視從食物來源中補充足量的維生素，以增強抵抗能力。

醫生忠告

　　腎病綜合症患者忌辣椒、芥末、胡椒等刺激性食物，禁用醃製食品，少用雞精粉及食鹼等調味品。

4 泌尿系感染的飲食原則

　　泌尿系感染防治中多採用中西醫結合方法，而且有較為滿意的臨床療效，食物療法在增強機體免疫功能、提高防禦疾病的能力、清熱解毒、補益肝腎、健脾利濕、利尿降壓以及疾病康復等

多環節中，均能發揮其食物的進補作用，只要切實做到了，還有較好的預防復發效果。現將泌尿系感染的飲食原則簡述如下。

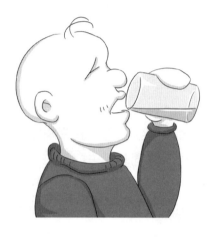

進食各種新鮮蔬菜、水果。新鮮蔬菜、水果含有豐富的維生素，如冬瓜、絲瓜、葫蘆、蘿蔔、番茄、西瓜等均可經常食用，既有利於炎症消退，又有助於泌尿道上皮細胞修復。

泌尿系感染期間，若有發熱及全身症狀明顯者，應給予流質或半流質飲食，有利於消化吸收。平時在膳食餐飲中，可經常改變烹飪食品、菜肴的花色、品種，多運用汁、羹、糊、粥、湯、飲、燉等方式，改善並促進患者的食慾。要明確掌握並實施利用飲食調理，吃出一個好身體來。

多飲水，多排尿。泌尿系感染患者以成人計，每日飲水量保持在1000～2000CC，保持足量的飲水，則排尿量也會增加，對感染的泌尿道（如腎、腎盂、輸尿管、膀胱、尿道等）有沖洗和清潔作用，可減少細菌繁殖，降低腎髓質及腎乳頭部的高滲性，不利於細菌生長繁殖。對泌尿系感染伴腎絲球腎炎及浮腫少尿者，則不宜多飲水，宜選用清熱利水的藥食兼用之品製成的飲料（代茶），如菊花、蘆根、薺菜、馬蘭頭、冬瓜等食物。

少食菠菜。菠菜中含多量草酸及鈣鹽，多食可使尿中草酸鈣鹽類結晶增多，尿色變深，且易於形成「結石」。

泌尿系感染患者應增加食用銀耳、百合、茯苓、紅棗、芡

實、桑葚、黃耆等藥食兼用之品，以上藥食物具有增強免疫功能或提高免疫功能的作用。

🍽 醫生忠告

泌尿系感染患者應慎食或忌食韭菜、胡椒、辣椒等辛辣刺激性食物，以減少對泌尿系的有害刺激；忌菸酒；忌食溫熱食物，如羊肉、兔肉等；對於煎炸、過於油膩的食物也應少食或不食。

5 泌尿系結石的飲食原則

對泌尿系結石說來，運用食物療法的著眼點是針對結石化學組成成分而採用的對症治療。雖然其組成成分很多也存在於食物中，但結石的形成並不完全來源於外因。部分是由於機體代謝紊亂而引發生成的。因此，對於混合型結石，飲食控制較為困難。能確定化學成分的較單純結石，飲食物控制可以發揮輔助治療的效果。

現代研究表明，由單純一種晶體組成的腎結石很少，多數是由兩種或兩種以上並以其中一種為主體。如90％的腎結石含鈣質，如草酸鈣、磷酸鈣和磷酸銨鎂。尿酸結石和胱氨酸結石則不含鈣。因此，分清不同泌尿系結石類型，對實施食物療法具有重要意義，現簡介如下：①草酸鈣腎結石。最為常見，占71％～84％，呈球形、橢圓形、菱形或桑葚形，深褐色，質地堅硬，表面粗糙，故易損傷組織引起尿血，多見於鹼性尿。②磷酸鈣和碳

酸鈣腎結石。呈顆粒狀，灰白色，在鹼性尿液中增長迅速，多與草酸鈣或磷酸銨鎂混合成石。③尿酸結石。占5％～10％，呈圓形或橢圓形，表面光滑，黃色或黃褐色，質堅硬，切面呈放射狀排列，在酸性尿液中易發生，主要由尿酸組成。④胱氨酸結石。約占1％，淡黃色，表面光滑，質柔軟。由此可見，去除誘因是防治泌尿系結石中至關重要的環節，積極治療形成結石的病因，如控制感染，解除泌尿系梗塞，摘除甲狀旁腺瘤等，均為防止結石形成和復發的有效措施。

在尿石症的食物療法中，應遵循以下原則：①大量飲水。大量飲水可降低尿中結石成分濃度，減少其沉積成石的機會，同時，還可促使小結石的排出。在尿石症高發區，如每日尿量少於1200CC，則形成結石的危險性明顯增大。因此，尿石症患者應養成多飲水的良好習慣，盡其可能使每日排尿量維持在2000～3000CC及以上。②切實調整飲食結構。當確定結石為鹼性者，膳食中多採用成酸性食物，以促使尿液呈酸性反應，有利於結石溶解。對於酸性結石者，每日多採用成鹼性食物，這樣，可促使尿液呈鹼性反應，有利於結石溶解。

尿石症食物療法的目的是透過調整飲食，改變不良的飲食習慣，預防結石的再發生和消除結石形成的因素。臨床觀察資料表明，尿結石患者中，多為肥胖體型，因此，運用低熱能飲食以減輕超標的體重，使體重指數即公斤數／〔身高（公分）〕² 控制在正常範圍之內。同時，應限制蛋白質，每日蛋白質總量應為每公斤體重0.8～1.0克，以60公斤體重計，每日攝入蛋白質總量為48～60克。

針對幾種常見較單一尿結石的飲食控制方法，供實施中參

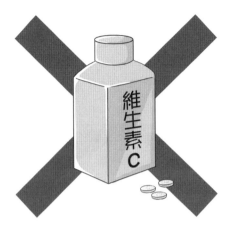

考：①草酸鹽結石的飲食治療。草酸鹽結石者，尿中草酸含量高，其中1/3～1/2由甘氨酸轉變生成。要禁食菠菜、莧菜、蘿菜、青蒜、洋蔥、茭白筍及各種筍類、筍乾、巧克力、茶、堅果類等富含草酸的食品和維生素C製劑。要多食成鹼性食物，多飲水，使尿液呈鹼性反應。②鈣鹽結石的飲食治療。膳食中要限制鈣鹽，每日限制到約500毫克。若為磷酸鈣結石，除限制鈣外還須限磷，限制到1000～2000毫克。甲狀旁腺功能亢進患者每日限鈣量為200～300毫克。含鈣高的食品有動物內臟、豆類、牡蠣、小蝦和粗糧等。若為磷酸鈣或碳酸鈣結石，每日要多食成酸性食品，如魚、禽、瘦肉、蛋、精糧等，可促使尿液呈酸性反應。要多飲水，每日在2000～3000CC。多進富含維生素A和維生素B族豐富的食物，限制富含維生素D的食物。③尿酸結石的飲食治療。尿酸性結石多為高尿酸發展成痛風症。要避免含嘌呤高的食物，如肝、腎、腦、肉汁、濃肉湯、乾豆類等。可採用低嘌呤飲食，以減少尿酸的形成。多吃成鹼性食物，如水果、蔬菜、牛奶等，或口服鹼性藥物，使尿液呈鹼性反應。因尿酸結晶易溶解於鹼性尿中，多飲水促使結石隨尿排出。④胱氨酸結石的飲食治療。胱氨酸結石是由胱氨酸尿生成。膳食中應限制富含甲硫氨酸的食品，如蛋、禽、魚、肉等。多飲水以減低尿中胱氨酸濃度。

　　有學者提出，尿石症的「一多五少」飲食調養原則，具有參

考價值，現簡摘如下。

（1）多飲水：尿石症患者，每天多飲水，使尿量增加，配合藥物治療，對泌尿系統發揮沖洗作用，不讓各類結晶體沉積下來形成結石，同時對已有的一些細小的結石，亦可促其隨尿排出。具體飲水方法及注意事項有以下幾點：①結石較小，高溫季節應多飲

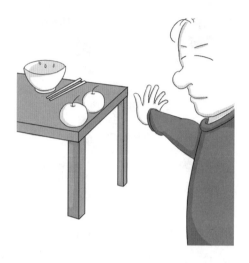

水，防止尿液過分濃縮，對排石和預防腎絞痛發作有一定作用。②多飲水，一般是指24小時飲水2000CC左右，即相當於5磅熱水瓶一瓶。要分多次飲用，特別是臨睡前飲水最重要，最好半夜再飲水1次。切勿短時間過量飲水。飲水以含無機鹽少的磁化水為好。③對較大的結石，直徑大於1公分以上，往往在泌尿系統中已經造成了機械性梗塞，有的已有腎積水，則不宜過量飲水，以免因尿量劇增而加重梗塞，損害腎功能。④對尿石症同時合併高血壓、慢性腎功能不全、嚴重潰瘍病和慢性心肺疾病的患者，也不宜多飲水，進水量過多可能誘發這些疾病的急性發作或加重病變。

（2）少吃牛、羊肉及海魚：牛肉、羊肉、海魚為高嘌呤食物，在人體內分解後會產生尿酸，對於患有代謝性結石的患者，此類高嘌呤食物應在禁忌之列，以免加重尿酸形成結石。同時，動物內臟、咖啡等也不宜多吃。

（3）少服維生素C：維生素C在體內代謝過程中，會產生草酸，對結石的形成起著推波助瀾的作用，尿石症患者應避免服用。

（4）少吃含鈣量高的食物：對特發性高鈣尿症應限制鈣的攝入。患尿石症後，一般每天攝鈣量不宜過多，因為鈣是泌尿系結石的主要成分之一。對非高鈣尿的草酸結石，雖不主張低鈣飲食，但也應注意鈣的攝取量。如牛奶、動物骨粉、某些動物內臟等，只可適量食用，不可多食。否則，會干擾泌尿系結石的治療和增加復發率。

（5）少吃食鹽：氯化鈉與鈣有協同作用，並能干擾預防和治療藥物的代謝過程，對結石的治療不利。因此，飲食調味不宜過鹹，每天攝取鹽量最好在6克以下。

（6）少吃含草酸的食物：國人泌尿系結石大多是草酸鈣結石。平時一個正常人，每天從尿中排出草酸鹽為12～40毫克，這些草酸鹽一部分來自於食物。如果食物中草酸鹽攝入量過多，尿液中的草酸鈣又處於飽和狀態，若不禁食，就可能加重病情。如泌尿系結石已經手術取出，則忌吃波菜可預防復發。

6 糖尿病腎病的飲食原則

對於糖尿病腎病患者說來，往往需要終生服藥，除此之外飲食控制也是重要的治療方式，糖尿病腎病飲食上根本原則為低蛋白低鹽低脂低糖飲食，此外依據是否水腫及水腫的程度來決定每日水的攝入量。糖尿病腎病患者平時可多吃銀耳、白果、山藥、蓮子、核桃等食品，多吃粗糧、蔬菜及含鈣高食品。忌食辛辣炙炸、火氣過重的食品，忌食含糖高的水果和食品。此外糖尿病腎

病患者在吃完飯後還應注意以下幾點：戒生氣；戒吸菸；戒吃水果；戒放鬆褲帶，戒立即喝茶；戒飯後百步（正確的做法是應在吃完飯休息半小時後進行）；戒馬上洗澡；戒立即睡覺。

7 腎性高血壓的飲食原則

腎性高血壓一般病程較長，治療較一般的原發性高血壓要複雜。平素應注意飲食調養，可鞏固療效和減少併發症，有利於患者康復。

腎性高血壓患者在飲食上應注意以下幾點：①飲食上應控制低鈉鹽量，每日攝入低鈉鹽為3～5克，不用利尿劑者應嚴格一些。②控制食用動物脂肪，動物脂肪含飽和脂肪酸多，能加重血管硬化，植物油含不飽和脂肪酸多，能降低膽固醇，因此應食用植物油，如芥子油等。③熱量的攝入以不使體重超重為準，如肥胖者，應減少主食和脂肪攝入，以素為主，以減肥達到體重標準；如有慢性腎臟疾患、腎功能正常同時有消瘦或尿中大量丟失蛋白質的患者，應給足熱卡與營養豐富的食物。④蛋白質攝入量應根據病情調整，如腎功能正常、尿中大量丟失蛋白質，應給予營養豐富的含有優質蛋白質的食物；如腎功能不全者，則應限制蛋白質攝入量，以減輕氮質血症與延緩腎衰進程，蛋白質按每日每公斤體重0.5～0.8克供給。⑤攝入具有利尿、降壓、降脂作用的食物。⑥戒菸，避免過度飲酒。

8 腎性貧血的飲食原則

對於腎性貧血而言，飲食調養是較為重要的一個方面。飲食

康復應注意以下原則：

（1）首先供給足夠的造血用料膳食，供給高蛋白和富含鐵質的飲食：高蛋白質食物如瘦肉、魚、蛋、奶類等；含鐵較多的食物如豬肝、豬心、瘦肉、奶類、桂圓肉、南瓜子、芝麻、芹菜、油菜、葡萄乾、紅棗、橘子、柚子、無花果等。

（2）胃酸不足的患者要適當進食酸性食物：如含維生素C較多的食物，以增加胃酸，通過胃酸把食物中的無機鐵轉變為有機鐵。

（3）尿毒症引起的貧血，其飲食與一般飲食有所不同：①限制蛋白質的攝入量，以降低血液中的非蛋白氮的含量，減輕腎臟負擔，成人每日供給20～30克蛋白質為宜。②控制鹽的攝入，水腫嚴重時應忌鹽，水腫不明顯者攝取低鹽食物。③供給足夠的水果、蔬菜、糖類果汁，以保證營養需要。尿量過少者不宜食含鉀高的食物。④忌飲烈酒，忌食辛辣刺激性食物。

（二）常用於防治腎病的食物

1 芹菜

芹菜，為傘形科草本植物。芹菜的莖、葉及全株為尋常百姓家庭常食的蔬菜品種之一。芹菜性涼，味甘、苦，有平肝清熱，祛風利濕等功效。芹菜的葉、根、花、苗均可供藥用。現代醫學研究表明，芹菜營養豐富，蛋白質、鈣和鐵的含量較高，還含有芹菜苷、佛手柑丙酯、有機酸、揮發油等。旱芹含有的芹菜乙素

有降壓作用，現代藥理研究證實，芹菜的粗提物，對兔、犬靜脈注射有明顯降壓作用。適於腎炎伴血壓升高等症的患者服食，有通血脈，降血壓，祛風明目，醒腦利水和保護毛細血管的作用。由於芹菜性涼，凡脾胃虛弱、大便溏薄的患者，其用量宜減半。

2 萵苣

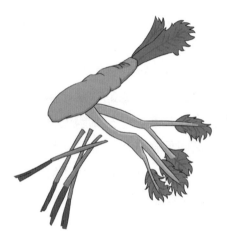

萵苣，又名萵筍，為菊科草本植物萵苣的莖、葉。萵苣性涼、味甘苦，具有清熱，涼血，利尿等功效。常用於濕熱所致的小便赤熱短少及尿血等。萵苣含蛋白質、脂肪、糖類、礦物質、胡蘿蔔素以及維生素 B_1、維生素B_2、維生素C及煙酸等活性物質，這些物質在人體代謝過程中發揮重要作用。有資料報導，每100克萵苣含鉀212毫克，含鈉36.5毫克，其K指數（即鉀鈉比值）為5.76，在涼拌、不加食鹽的狀況下，有利於體內水和電解質的平衡，有利於排尿作用，宜於腎炎患者尤其少尿期間服食。有學者認為，因其性涼，偏苦寒，凡體寒和脾虛者，不宜多食。

3 韭菜

韭菜，又名起陽草，為百合科草本植物韭菜的莖葉。現代營

養學資料表明，韭菜含有蛋白質、糖類、脂肪、胡蘿蔔素以及含維生素B_1、維生素B_2、維生素C、維生素E和鈣、磷、鐵、鉀、鈉等營養素，以100克韭菜食部計，含鉀247毫克，含鈉8.1毫克，是典型的高鉀低鈉食物，其K指數為 30.49，提示其有較好的降壓、利尿作用。現代醫學研究表明，韭菜中所含的揮發油和含硫化合物等，具有促進血液循環作用。動物實驗研究中還發現，韭菜所含較豐富的硫化物、苷類等物質，具有興奮性器官的作用，有溫補腎陽之功效，可治療腎陽虛弱型慢性腎炎。

4 茄子

　　茄子，為茄科草本植物茄的果實。現代醫學研究資料表明，茄子含有豐富的營養物質，含有蛋白質、脂肪、糖類、胡蘿蔔素和維生素B_1、維生素B_2、維生素C、維生素P、維生素E，並含鉀、鈉、鈣、鐵、錳、鋅、銅、磷、硒等人體必需的礦物質元素。現代營養學分析表明，每 100克鮮品茄子含鉀142毫克，含鈉5.4毫克，其K指數為 26.39。對慢性腎炎患者說來，經常食用茄子，可補充機體必需的鉀，並促使鈉的排泄，有降壓、利尿作用。尤其值得一提的是，茄子（特別是紫茄）含有豐富的維生素P（即蘆丁），每100克食部所含維生素P可高達700毫克，因而，具有特殊的功能，可以降低人體毛細血管的脆性和通透性，增強毛細血管和體細胞間的黏合力，並增強修補（修復）能力，使毛細血管能保持正常功能狀態，並可使其彈性和生理功能得到加強，有防止血管破裂出血的作用。所以，茄子是強化血管功能的食物。因而，茄子無論對慢性腎炎（或其急性發作），還是對急性腎炎患者，均是食療妙品。由於茄子性涼而滑利，一些脾虛泄

瀉、中焦虛寒者食之應慎，或不宜多食。

5 山藥

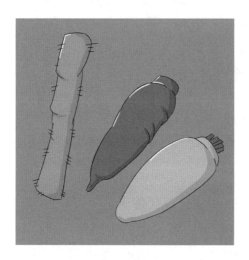

山藥為薯蕷科藤本植物薯蕷的肉質塊莖。中醫認為，山藥性平，味甘，無毒，有固腎益精、健脾補肺、補中益氣、滋潤血脈等功效。適用於身體虛弱、腎氣虧損、盜汗脾虛、慢性腎炎、慢性腸炎等病症。歷代醫家都極推崇山藥的保健養生價值，認為久服可「輕身，不饑，延年」。現代醫學研究發現，山藥所含脂肪量極低，而含有大量的黏液蛋白，能有效地預防心、腦、腎等血管系統的脂質沉積，可防止動脈粥樣硬化過早發生，保持血管壁的彈性，對防治高血壓病、腎臟病、糖尿病等均有重要意義。現代藥理研究還發現，山藥所含的多巴胺等活性成分有改善血液循環作用，並能擴張血管，降低血壓。近代營養學研究還發現，山藥每100克鮮品食部，含鉀量為213毫克，而含鈉18.6毫克，其K指數為11.45，提示其有較好的溫和降壓、利尿作用。醫學專家推崇，在伴發或繼發高血壓病、高脂血症、肥胖症、糖尿病等的慢性腎炎患者，運用山藥配伍的食療方法是適宜的，耐心持續長期服食，可獲得保持健康、達到康復的好結果。在防治慢性腎炎的食療運用中，可單用山藥大量水煎代茶飲，能滋陰補腎，生津止渴，利

尿降壓。日用量在60～250克。若研末吞服，每次可用至10克。由於大量栽培，人們在菜市場即可採購到新鮮的山藥，或烹飪菜肴，或調羹煮粥，隨餐服食。

6 蘿蔔

　　蘿蔔，即萊菔，為十字花科草本植物萊菔的新鮮根莖。現代營養學研究表明，蘿蔔含有多種營養成分，如蛋白質、葡萄糖、果糖、脂肪、多種胺基酸以及豐富的維生素，尤其是維生素C，含量比梨和蘋果高8～10倍，其K指數為8.54，提示其具有利尿、降壓作用。現代醫學研究還表明，蘿蔔醇提取物有抗菌作用，還能使血壓下降，適宜急性腎炎患者食用。蘿蔔性涼，脾胃虛寒而積食不化者不宜食用。

7 胡蘿蔔

　　胡蘿蔔為傘形科草本植物胡蘿蔔的根、莖。胡蘿蔔性平，味甘，具有降壓，強心，抗炎，抗過敏的功效。現代醫學研究表明，胡蘿蔔中還含有琥珀酸鉀鹽，有降低血壓作用，對急性腎炎患者高血壓症狀有較好的輔助治療作用，且胡蘿蔔所含的維生素能維護機體上皮細胞的完整性和正常的新陳代謝功能，並能使機體免遭細菌、病毒感染的作用。有報導說，胡蘿蔔還含有一種免疫能力很強的物質—木質素，它可提高人體巨噬細胞的能力，減少感冒及咽、扁桃體感染等誘發急性腎炎的機會。據有關資料報導，胡蘿蔔纓適宜急性腎炎水腫者，應用洗淨後的胡蘿蔔纓，蒸熟服食，一般食後第1日，尿量顯著增加，連食1週，水腫可明顯

消退。

8 蓮藕

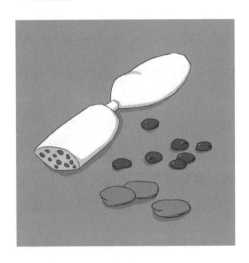

蓮藕，又稱藕，為睡蓮科草本植物蓮的肥大根莖。現代科學研究結果充分證實，藕粉更專益血止血，從《食物成分表》中所列藕粉檢測值看出，每100克藕粉含鐵量大約可高達41.8毫克，遠比每100克藕（即鮮藕）所含鐵1.4毫克要高得多，簡單比算要高29倍。現代醫學研究證實，微量元素鐵是紅細胞合成血紅素必不可少的物質，補充鐵劑或含鐵豐富的藕粉可有效地防治缺鐵性貧血。臨床慢性腎炎（以及伴急性發作）和急性腎炎患者，時有尿血及紅細胞的丟失，並繼發貧血等病症，運用藕及藕粉於食療之中，有較好的輔助治療作用。食用藕粉一般無特別禁忌，對慢性腎炎伴糖尿病患者說來，每日用量應控制在30克以內，且不用糖調味。另外要注意的是無論生食嫩藕或煮食老藕都不應過量，尤其是以糯米等塞進藕孔後蒸食製品，其日服食量應控制在100～150克範圍內。

9 黑豆

　　黑豆，為豆科草本植物大豆的黑色種子。黑豆性溫，味甘，無毒，具有滋陰補腎，補血明目，除濕利水等功效，適用於腎虛腰酸、腰痛、血虛目暗、腹脹水腫等。現代營養學研究表明，黑豆與黃豆一樣，均為高鉀、低鈉食品，每100克黑豆（乾品）食部含鉀1 377毫克，含鈉僅3毫克，其K指數為459，提示有降血壓、降血糖、降血脂、利尿等作用。且其所含鈣、鎂、錳、鋅、銅、磷、硒等礦物質元素，均優於黃豆，另外，黑豆含有的維生素E很豐富，並主含亞油酸等成分，人體攝入後可提供足夠的「原料」，能有效地增強和保護血管的活力，這對腎臟腎絲球血管壁的正常功能的恢復，而且保持其健康狀態，具有特別重要的意義。在食用黑豆（包括黃豆等）時，要注意的是，黑豆所含蛋白質量相當高，占乾品食部的36.1％，因而，食用時，要注意適量有度。李時珍《本草綱目》說，大豆「多食壅氣，生痰，咳嗽，令人身重」等。另有報導說，慢性腎炎患者，當血清非蛋白氮處於相對高限時，應少食毛豆（可作蔬菜入饌的帶莢嫩毛豆），以防血清中非蛋白氮成分增加。

10 綠豆

　　綠豆，又稱青小豆，為豆科草本植物綠豆的成熟種子。綠豆性涼，味甘，無毒，具有利水消腫、解毒降壓、滋陰益腎等功效，可以治療各類水腫。現代營養學研究表明，綠豆含有蛋白質、糖類、脂肪、胡蘿蔔素、多種維生素成分，綠豆還含有鉀、鈉、磷、鈣、鐵等多種礦物質，且含鉀量高，而含鈉量低，其K

指數達245.9，國內外醫學專家都一致認定，綠豆具有改善急性腎炎血壓升高症狀的作用。所含微量元素錳、鋅、銅、硒都相當高，不僅可增強血細胞的活力，而且可改善血液黏滯度，使血液循環的阻力減少，也能發揮降低血壓的作用。運用綠豆的粥、羹、糊、餅、糕等食療方法有助於急性腎炎康復。

11 紅豆

　　紅豆為豆科草本植物的種子。紅豆性平，味甘微酸，能利水除濕，可治水腫等病症。現代營養學研究表明，紅豆含熱量偏低，含膳食纖維較高，且富含維生素E以及鉀、鎂、磷、鋅、硒等活性成分，其K指數＞390，具有降血壓、降血脂、降血糖作用，對急性腎炎伴高血壓、高血脂、高血糖等症尤為適宜。現代研究還表明，紅豆有利尿、抗菌消炎、解除毒素等作用，且其利水解毒等藥用功能尤勝於其他豆類。

12 蠶豆

　　蠶豆為豆科草本植物蠶豆的種子。蠶豆性平，味甘，具有益氣健脾，利濕消腫等功效，可治療多種腎臟病水腫。中醫學認為，蠶豆能「健脾、止血、利尿」。《現代實用中藥》說蠶豆能「治水腫、腳氣、小便不通」。現代營養學研究表明，蠶豆中含有多種營養物質，其蛋白質含量為28.2％，僅次於黑豆、黃豆，遠高於其他豆類，此外，還含有磷脂、葫蘆巴鹼、膽鹼、煙酸、維生素B_1與維生素B_2，並含有鈣、磷、鐵、鉀、鈉、鎂等多種礦物質，尤其是磷和鉀的含量較高。這些營養成分均為腎炎患者所

必需，多食蠶豆可避免許多營養成分缺乏的不良病症。食用蠶豆時，應注意以下幾點：其一，要避免蠶豆黃病的發生，對有家族發病史及既往病史中有此類病症者，應忌食；其二，蠶豆多滯，食之過多，令人腹脹。

13 豇豆

　　豇豆為豆科草本植物豇豆的嫩莢殼及種子。豇豆性平，味甘，有健脾益氣、補腎益精等功效。中醫認為，豇豆可「滲水、利小便」，能升清降濁，適用於腎炎患者食用。現代營養學研究表明，豇豆含有的營養素成分較均衡，能有效地幫助消化、增加食慾。值得注意的是，豇豆的K指數為50.9，具有良好的利尿作用，適用於急性腎炎患者服食。李時珍稱豇豆「可菜、可果、可穀」，備用最多，乃豆中之上品。

14 四季豆

　　四季豆為豆科草本植物四季豆的嫩莢殼及種子。四季豆性平，味甘，有滋陰補腎、利尿消腫作用，可治水腫、腳氣病等。現代營養學研究表明，新鮮四季豆莢所含營養素均衡，也比較廣泛，其中K指數為28，且每100克四季豆莢中鈉含量為 4毫克，完全符合急性腎炎患者低鈉飲食的特殊需要，在患病期間適量服食，還有明顯的清熱、利尿、消腫作用。需要強調的是，四季豆這類「菜豆」，多含有植物性血液凝集因子（即植物血細胞凝集素PHA），其特性不耐高溫，因此，食用四季豆莢時，均應中火煨煮透熟，以消解PHA的不良反應。

15 薏仁

又稱薏苡仁，苡仁，有薏米、苡仁米等異名，為禾本科草本植物薏苡的種仁。現代營養學研究表明，薏仁營養素成分中主含糖類、蛋白質、脂肪、膳食纖維等，還含有鉀、鈉、鈣、鎂、鐵、錳、鋅、銅、磷等礦物質成分，其中，每100克薏仁含鉀238毫克，鈉3.6毫克，其K指數為66.1。由此可見，薏仁具有較好的利尿、降壓作用，適宜於急性腎炎患者病期調理服食。現代中醫臨床，對腎炎患者水濕氾濫、浮腫尿少者，宜煮粥食。

16 芡實

芡實，俗稱雞頭米，為睡蓮科草本植物芡實的成熟種仁。現代營養學資料表明，芡實營養豐富，主含糖類，占乾品的78.7％，並含有蛋白質、膳食纖維以及多種維生素和礦物質成分，脂肪含量很低。現代醫學研究還指出，芡實有良好降低蛋白尿的作用。

17 冬瓜

冬瓜為葫蘆科草本植物冬瓜的成熟果實。冬瓜性涼、微寒，味甘淡。具有清熱、解毒、利尿等功效，可治各類水腫。據現代研究分析，每100克鮮冬瓜含鉀為78毫克，含鈉 1.8毫克，這種高鉀低鈉的佳蔬，對需要低鈉鹽食物的腎臟病患者，如急性腎炎、慢性腎炎伴高血壓病、浮腫患者是大有裨益的。值得一提的是，冬瓜皮和冬瓜一樣，是一種溫和的利尿劑，且為中醫傳統的利尿去濕消腫的常用藥食兼用之品，適用於急性腎炎患者服食。有學

者認為久病、陰虛者不宜食用。這一點，在應用中值得注意。

18 西瓜

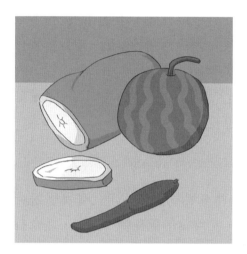

西瓜為葫蘆科草本植物西瓜的成熟果實；西瓜皮為西瓜成熟果實的果皮，多呈翠綠色，俗稱西瓜翠衣。經研究發現，西瓜的K指數為27.1，且含鈉量低，每100克西瓜中含鈉僅3.2毫克，是急性腎炎患者降壓利尿的上佳食品。現代醫學研究證實，西瓜子仁含有尿素酶等成分，有利尿作用，還含有一種名為Cucurbocitin的皂苷樣成分，有降壓作用，並能緩解急性泌尿道感染症狀。現代醫學研究表明，西瓜皮具有促進人體代謝、消炎、降壓、減少膽固醇沉積、軟化和擴張血管等作用。現代中醫臨床已較廣泛地運用西瓜翠衣（西瓜皮）與其他藥物或藥食兼用品伍用治療腎炎、尿濁兼高血壓、糖尿病等併發症，且有較好的療效。服食時，與西瓜一樣，應適量，不宜過食而傷身。

19 絲瓜

絲瓜為葫蘆科草本植物絲瓜或粵絲瓜的鮮嫩果實。現代營養學研究表明，絲瓜是低熱能、低脂肪、低含糖量且含鉀較高（K

指數＞44）的食物。絲瓜的果實含皂苷、多量黏液及鈣、鎂、磷等礦物質。絲瓜的汁液含皂苷、黏液、木聚糖以及蛋白質、脂肪、維生素B_1、維生素B_2、維生素C、維生素E和類胡蘿蔔素等成分。絲瓜適宜於急性腎炎患者、伴血壓升高、浮腫的病人食用。絲瓜不僅有清熱解毒、利尿降壓、消除浮腫等作用，並且對兼有糖尿病、皮膚病患者也有較好的輔助治療作用。由於絲瓜性涼、寒滑，過食能滑腸致瀉，故脾胃陽虛、大腸不固者慎用。這是重要的中醫臨證經驗，應該引起重視。

20 葡萄

葡萄為葡萄科木質藤本植物葡萄的果實。現代營養學研究表明，葡萄含有大量的維生素C和豐富的葡萄糖、果糖，並含有少量蔗糖、木糖，以及鈣、磷、鐵和蛋白質、脂肪、多種維生素、檸檬酸、草酸、蘋果酸、胡蘿蔔素等成分。值得一提的是，每100克葡萄所含鉀為119毫克，其鈉含量僅為1.5毫克，K指數＞79.3，充分證實了其所具有的利尿、降壓作用，適量服食葡萄，不僅適宜於急性腎炎病患者的實際需要，而且可補充人體能量，減少並消除患者的疲勞感。有報導資料提示，在冬春季節新鮮葡萄缺少的情況下，每日服食一定量的葡萄乾（其K指數＞52），同樣具有利尿、降壓作用。

21 香蕉

香蕉為芭蕉科草本植物甘蕉的果實。現代營養學研究表明，香蕉所含營養十分豐富，含糖類、蛋白質、粗纖維及鈣、磷、

鎂、錳、鋅、銅、鐵等礦物質元素，而脂肪含量很低，是一種營養價值很高的食物。現代研究資料證實，香蕉中所含降血壓的鉀離子，有抵制鈉鹽過多所致的升壓和損傷血管的作用；同時，可改善並調整鉀、鈉比關係，即適當服食高鉀食物可有效地降低腎炎患者對鈉鹽的 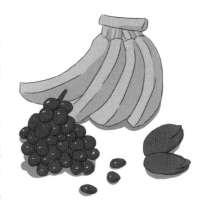 吸收。由於香蕉性寒，中醫認為，脾胃虛寒、胃酸過多者少食。對急性腎炎伴尿少、血壓升高者可適量服食香蕉，或以用香蕉皮或柄作代用品，煎湯服食，以利於清熱利尿、降壓。

22 烏梅

　　烏梅，俗稱酸梅，為薔薇科喬木植物梅的果實。現代醫學研究表明，烏梅的營養豐富，含檸檬酸、蘋果酸、琥珀酸、糖類、穀甾醇、蠟樣物質及齊墩果酸樣物質。在成熟時期，其果實含有氫氰酸。烏梅還含有多糖、鈣、磷、鐵、鋅等人體必需的營養素。現代研究還指出，烏梅有良好的降低蛋白尿作用，並有顯著的抗菌作用；烏梅食品及其食療方法對慢性腎炎的防治和康復有明顯的輔助作用。

23 木耳

　　木耳，即黑木耳，為木耳科菌類植物木耳的子實體。現代營養醫學研究表明，黑木耳所含營養成分十分豐富，除含蛋白質、

粗纖維、糖類、脂肪等營養素外，還含有豐富的膠質。而且，黑木耳含有的維生素也很多。值得一提的是，每 100 克黑木耳（乾品）含鉀757毫克，鈉48.5毫克，含鐵97.4毫克，其K指數為15.6，提示黑木耳有降壓利水作用，適用於急性腎炎患者，伴血尿、尿少、血壓升高者服食。黑木耳性平偏涼且多膠質，凡腎炎伴大便泄瀉、風寒感冒、咳嗽痰多者勿食。

24 銀耳

銀耳，又名白木耳，為銀耳科菌類植物銀耳的子實體。現代醫藥學研究表明，銀耳是一種營養豐富的滋補品。銀耳含有蛋白質、胺基酸、酶、多糖、無機鹽及多種維生素，還含有鈣、磷、鎂、鉀、鈉等礦物質和鐵、鋅、錳等多種微量元素，值得重視的是銀耳的K指數＞19.34，提示經常適量服食銀耳食品具有降壓、利尿功效。現代藥理研究還提示，銀耳內服後，可促進T細胞和B細胞增多，能提高淋巴細胞的戰鬥力，從而增強腎炎患者的免疫功能。銀耳的藥理實驗還表明，銀耳能興奮腎炎患者的造血功能。銀耳適宜於急性腎炎患者，伴貧血、免疫功能降低者補養調理。

25 百合

百合，為百合科草本植物百合、細葉百合、麝香百合及其同屬多種植物鱗莖的鱗葉。現代營養學研究表明，百合甘美爽口，是營養豐富的滋補上品。值得一提的是，百合是含鉀量較高的食品，每100克乾品百合的K指數為9.2，脫水百合的K指數為 7，表

明百合有較好的利尿、降壓作用。適宜用於急性腎炎患者煨羹、煮粥食用，以提高抗病能力。

26 桑葚

桑葚，俗稱桑果，為桑科喬木桑樹的成熟果穗。現代醫學研究資料表明，桑葚所含黏液質、亞油酸、芸香苷、矢車菊苷以及鈣、磷、鐵、鋅等無機鹽元素，對高血壓病有較好的防治功效，尤其適用於慢性腎炎伴有血壓升高者。現代研究結果提示，桑葚能提高T細胞的數量及增強T細胞功能。桑葚的含鐵量較高，而且含有較多的維生素C等活性成分，不僅是產後血虛體弱婦女的補血佳品，對慢性腎炎所致缺鐵性貧血，伴面色憔悴、皮膚失榮等症有較好的輔助治療作用。桑葚性偏寒涼，中醫認為，須注意凡腹部有寒、大便溏薄不成形者忌用。

27 鯽魚

鯽魚，為鯉科動物鯽魚的肉或全體。鯽魚性平，味甘。有健脾利濕、消腫等功效。治脾胃虛弱、食少無力、水腫等病症。鯽魚與鯉魚一樣，是人們十分喜食的魚種，不只是取之方便，市場隨時均可購得，更主要的是鯽魚味美可口，即使白煨燉湯都能健脾開胃，是急性腎炎患者調補的上佳食品。現代中醫及營養學家都認同，推薦應用鯽魚食療方法來輔助治療全身水腫。

28 鯉魚

鯉魚，為鯉科動物鯉魚的肉或全體。鯉魚性平，味甘，有利

水、消腫等功效，利於治水腫脹滿等病症。我國歷代醫家十分重視鯉魚的藥用價值，李時珍在《本草綱目》中記載說，鯉魚「煮食，下水氣，利小便……消腫」。鯉魚是營養豐富、味美可口的優質魚種，且為百姓家庭所喜愛，其利水、消腫作用溫和，無論煨煮、燉湯，或是清蒸、作羹，均可健脾開胃，增進食慾，適宜於急性腎炎伴尿少、血壓升高者適量服食。在烹飪製作中須注意以少鹽淡食為宜。

29 烏魚

烏魚，也稱黑魚，為鱧科動物烏鱧的肉或全體。烏魚性寒，味甘。有補脾利水、去瘀生新、清熱、祛風等功效，適用於慢性腎炎水腫、腳氣、小便不利、月經不調、崩漏帶下、腰酸腿軟、痔瘡等。現代營養學研究表明，烏魚的營養素十分豐富，含有蛋白質、脂肪及人體不可缺少的鈣、磷、鎂、鐵、錳、鋅、銅、硒等礦物質成分。值得一提的是，每100克烏魚食部含鉀313毫克，含鈉 48.8毫克，其K指數為6.4，具有溫和的利尿、降壓作用。並由此佐證了民間運用「烏魚冬瓜湯」治療急、慢性腎炎引起的水腫是有道理的。需注意的是，治療急、慢性腎炎中，凡運用烏魚食品時，均不加鹽，以淡食為主。

（三）腎病患者的食療驗方

1 三仁西瓜盅

[**組成**] 蓮子30克，核桃仁30克，薏仁30克，西瓜1顆（約3000克），火腿肉10克，雞肉20克，冰糖15克。

[**製法**] 西瓜洗淨外表皮，從上端1/3處切下，作西瓜蓋；下端用匙挖出瓜子，形成盅狀的囊腔。蓮子、核桃仁、薏仁揀去雜質，洗淨，火腿肉、雞肉均洗淨、切

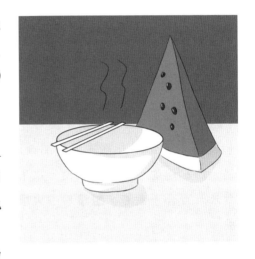

片，冰糖敲碎成冰糖屑，將上述原料順次放入西瓜盅內，加蓋，用牙籤斜插固定好，放進蒸盤，入籠屜，上籠，大火蒸1小時即成。

[**食法**] 分3次食用，當日吃完。

[**功效**] 清熱解毒，利尿消腫。

[**主治**] 急性腎炎恢復期。

2 翠衣粥

[**組成**] 西瓜翠衣（西瓜皮）100克，白米60克，冰糖10克。

[**製法**] 西瓜皮洗淨，切碎，剁成細蓉狀，用潔淨紗布絞出汁液，盛入碗中備用。白米淘淨，放入沙鍋，加水適量，大火煮沸後，改用小火煨煮30分鐘，待白米熟爛，調入西瓜翠衣汁液，加入冰糖，繼續用小火煨煮至沸，即成。

[**食法**] 早晚分食。

[**功效**] 清熱解毒，利尿消腫。

[**主治**] 急性腎炎、慢性腎炎急性發作及泌尿系感染等病症。

3 百合綠豆粥

[**組成**] 鮮百合25克，綠豆50克，白米60克。

[**製法**] 百合揀去雜質，掰開後洗淨。綠豆淘洗乾淨，放入沙鍋，加水適量，大火煮沸後，改用小火煨煮20分鐘，放入淘淨的白米及百合，煮沸，繼續用小火煨煮至綠豆、百合酥爛，粥稠即成。

[**食法**] 早晚分食。

[**功效**] 滋陰清熱，利尿消腫。

[**主治**] 急性腎炎，對伴有口乾、咳嗽者尤為適宜。

4 三鮮冬瓜湯

[**組成**] 冬瓜500克，水發香菇100克，罐頭冬筍50克，植物油、鮮湯、低鈉鹽各適量。

[**製法**] 冬瓜去瓤、子，洗淨，刨下外皮後，切成0.5公分厚的冬瓜片；冬筍切成薄片；香菇去蒂，洗淨，剖切成片，備用。鍋置火上，加油後，大火燒至七分熱時，放入冬瓜片煸炒，加入鮮

湯，改用中火燒5分鐘，加入冬筍片、香菇片，拌和均勻，小火燒煮至沸，加少許低鈉鹽，滑勻即可裝入湯碗。

[**食法**] 當菜佐餐，隨意食用。

[**功效**] 解暑清熱，利尿消腫。

[**主治**] 急性腎炎初期。

5 山藥銀耳紅棗湯

[**組成**] 山藥100克，銀耳15克，紅棗10枚，冰糖15克。

[**製法**] 市售山藥洗淨，刨去外表皮，快刀切成薄片，盛入碗中，備用。

銀耳用冷水泡發，掰開，揀去雜質後撕成小朵狀，與洗淨的紅棗同入沙鍋，加水適量，大火煮沸後，改用小火煨煮30分鐘，加入山藥片及敲碎的冰糖，拌和均勻，繼續用小火煨煮至湯稠即成。

[**食法**] 早晚分服。

[**功效**] 健脾益氣，滋肺補腎。

[**主治**] 急性腎炎恢復期。

6 薏仁鯽魚湯

[**組成**] 薏仁30克，冬瓜皮（鮮品）50克，活鯽魚1條（約150克）。

[**製法**] 鯽魚剖殺去鰓、鱗及內臟，洗淨，腹中填入淘洗淨的薏仁，用細線扎一下，備用。冬瓜皮洗淨，切成碎小塊，放入紗布袋，扎緊袋口，放入沙鍋，加水適量，大火煮沸，放入鯽魚，煮

沸後改用小火煨煮1小時，
待鯽魚酥爛，取出冬瓜皮袋
即成。

[**食法**] 當菜佐餐，當日吃
完。

[**功效**] 健脾益腎，利尿消
腫。

[**主治**] 各種急、慢性腎炎
水腫，對急性腎絲球腎炎所
致的水腫尤為適宜。

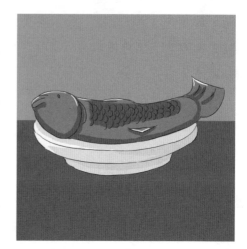

7 淡豆豉蔥白燉豆腐

[**組成**] 淡豆豉10克，蔥白5克，嫩豆腐2塊。

[**製法**] 蔥白洗淨，細切成蔥白末，備用。嫩豆腐用清水略沖一
下，放入鍋中，加水適量，略煮，再放入淡豆豉、蔥白末，用小
火煨煮5分鐘，即成。

[**食法**] 趁熱飲湯，吃豆腐，蓋被而臥，使出微汗。

[**功效**] 發汗解表，祛風利尿。

[**主治**] 風水相搏型急性腎炎，見有眼瞼水腫、發熱惡寒、無
汗、周身不適等。

8 綠豆冬瓜湯

[**組成**] 冬瓜500克，綠豆60克。

[**製法**] 冬瓜洗淨，刨下外皮（勿棄），冬瓜肉切成薄片；冬瓜

皮切成碎小塊，放入紗布袋中，扎口，與淘淨的綠豆同放入沙鍋，加水適量，大火煮沸，改用小火煨煮至綠豆酥爛，取出冬瓜皮紗布袋，濾盡汁液，放入冬瓜片，繼續用小火煨煮10分鐘即成。

[食法] 早晚分服。

[功效] 清熱利水，解毒消腫。

[主治] 濕熱蘊結型急性腎炎，見有血尿、眼瞼水腫較明顯，伴蛋白尿、高血壓等。

9 鯉魚冬瓜湯

[組成] 鯉魚1條（約250克），紅豆30克，冬瓜1000克，蔥白2根。

[製法] 鯉魚宰殺，去鰓及內臟，洗淨，備用。冬瓜（切去外皮）、蔥白分別洗淨，冬瓜切厚片、蔥白切成小段，備用。紅豆淘淨，放入沙鍋，加水適量，先用大火煮沸，改用小火煨煮至熟，放入煸過的鯉魚，用中火煨煮，加入冬瓜、蔥白，共煮至熟爛即成。

[食法] 當菜佐餐，隨意食用。

[功效] 清熱解毒，利水消腫。

[主治] 濕熱蘊結型急性腎炎，見有惡寒發熱、頭暈、咽喉腫痛、小便不利、色黃或赤等。

10 山藥水晶盅

[組成] 山藥粉30克，冬瓜300克，蝦仁100克，馬鈴薯粉20克，

鮮湯100克，蔥花、生薑末、黃酒、低鈉鹽各適量。

[**製法**] 冬瓜洗淨，切去外皮，切成雙飛片，備用。蝦仁洗淨，剁成蝦茸，放入碗中，加蔥花、生薑末、山藥粉、馬鈴薯粉、黃酒，順時針方向拌和均勻而有彈性，製成蝦仁餡，分成若干份，逐份夾入冬瓜雙飛片內，並呈花瓣狀齊放在蒸盤內，加少許低鈉鹽調入鮮湯，拌勻後倒入蒸盤，入籠屜，上籠，大火蒸20分鐘，取下即成。

[**食法**] 當菜佐餐，隨意食用。

[**功效**] 健脾開胃，利尿消腫，補益肝腎。

[**主治**] 脾腎陽虛型急性腎炎，見有水腫、小便不利、胸悶不飢、胃納欠佳等。

11 百合絲瓜湯

[**組成**] 百合25克，絲瓜50克，蔥白15克，白糖10克。

[**製法**] 絲瓜洗淨，去外皮，切成斜滾刀塊；百合揀去雜質，掰開後洗淨；蔥白洗淨，切成小段。沙鍋內加水適量，大火煮沸，投入百合，改用小火煨煮15分鐘，待百合呈開花狀時，投入絲瓜、蔥白，繼續煨煮至沸，調入白糖，拌和均勻即成。

[**食法**] 當湯佐餐，隨意食用。

[**功效**] 滋陰清熱，利水滲濕。

[**主治**] 肝腎陰虛型急性腎炎水腫，見有小便不利、心煩不寧、口渴、舌紅、苔黃、脈數等。

12 薏仁蒸甲魚

[**組成**] 薏仁20克，甲魚1隻（約200克），紅棗6枚，蔥段、生薑片、黃酒、低鈉鹽各適量。

[**製法**] 甲魚宰殺，去頭、尾、爪及內臟，洗淨。薏仁洗淨後納入甲魚腹中，並將甲魚背向下放置在大蒸盤中。紅棗洗淨，去核，與蔥段、生薑片勻放在甲魚腹面上，灑上黃酒及清水，再加少許低鈉鹽，蒸盤入籠屜，用大火蒸1小時即成。

[**食法**] 當菜佐餐，隨意食用，當日吃完。

[**功效**] 滋陰補血，祛濕消腫。

[**主治**] 肝腎陰虛型急性腎炎。

13 芡實白米粥

[**組成**] 芡實30克，白米30克，白果仁10克。

[**製法**] 芡實、白果仁分別揀去雜質，洗淨，芡實敲碎，白果仁去心，與淘淨的白米同入沙鍋，加水適量，大火煮沸後，改用小火煨煮至熟爛如酥，粥黏稠即成。

[**食法**] 早餐時服食。

[**功效**] 補益脾腎，固精止遺。

[**主治**] 慢性腎炎及腎病綜合症出現尿蛋白不易消除等。

14 紅豆鵝肉冬瓜湯

[**組成**] 淨鵝肉200克，冬瓜500克，紅豆60克。

[**製法**] 淨鵝肉用清水沖洗，剖片後切成鵝肉絲，待用。冬瓜洗淨，刨下外表皮（勿棄）後，冬瓜肉切成薄塊，備用。冬瓜皮

切碎，放入紗布袋，扎緊袋口，與淘淨的紅豆同入沙鍋，加適量水，大火煮沸後，改用小火燜煮30分鐘，取出冬瓜皮袋，濾盡汁液，放入鵝肉絲及冬瓜塊，繼續用小火燜煮至紅豆熟爛如酥，鵝肉絲熟嫩而香，拌勻即成。

[**食法**] 當菜佐餐，隨意食用。

[**功效**] 祛濕利尿，補腎消腫。

[**主治**] 慢性腎炎出現腹脹水腫、少尿等。

15 海參山藥香菇湯

[**組成**] 海參100克，香菇25克，山藥100克，黑木耳10克。

[**製法**] 海參用40℃溫水泡軟，剪開參體，除去內臟排泄物，洗淨泥沙，轉入沸水中焯煮5分鐘，離火，並在煮沸水中浸泡，待用。香菇、黑木耳

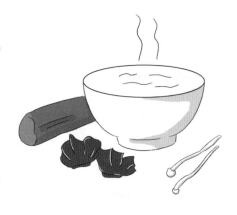

分別用水泡發，香菇洗淨，去蒂頭，切成片；黑木耳去蒂，撕成小朵狀，洗淨，備用。山藥洗淨，削去外表皮，涼水中過一下，切成片。沙鍋上火，加清水適量，大火煮沸，倒入海參（切成段）、香菇、黑木耳，改用中火燜煮30分鐘，倒入山藥片，用小火繼續燜煮30分鐘即成。

[**食法**] 當菜佐餐，隨意食用。

[**功效**] 益氣滋陰，降壓，降脂。

[**主治**] 慢性腎炎及腎病綜合症，見有身體虛弱、消瘦乏力、水

腫、高血壓、高膽固醇症等。

16 蘑菇蔥薑豆腐湯

[**組成**] 鮮蘑菇150克，嫩豆腐200克，蔥花、生薑末、蒜茸、麻油、雞精粉、濕澱粉、胡椒粉、低鈉鹽各適量。

[**製法**] 鮮蘑菇揀去雜質，洗淨，切成小丁；嫩豆腐入沸水鍋中燙一下，取出後，切成小薄片，待用。燒鍋置火上，加清水適量，大火煮沸，逐次加入蘑菇丁、嫩豆腐小薄片、蔥花、生薑末，待其煮沸時，調入蒜茸、雞精粉、低鈉鹽、胡椒粉，用濕澱粉勾稀薄的透明芡，淋入麻油即成。

[**食法**] 當湯佐餐，隨意食用。

[**功效**] 清熱開胃，益氣寬中，消脹利水。

[**主治**] 肺腎氣虛型慢性腎炎，見有四肢、頭面水腫、食慾不振、脘腹脹滿等。

17 鵪鶉紅豆粥

[**組成**] 鵪鶉1隻，紅豆50克，白米50克，蔥花、生薑末、黃酒、低鈉鹽各適量。

[**製法**] 鵪鶉宰殺，去毛、爪及內臟，洗淨，入沸水鍋中焯透，撈出，冷水中過涼，別骨，取肉，切成小丁塊，備用。紅豆、白米分別淘淨，紅豆先放入沙鍋，加適量水，大火煮沸後，改用中火煨煮30分鐘，調入白米，煮沸後，加鵪鶉肉、黃酒、蔥花、生薑末，拌勻，改用小火煨煮成黏稠粥，粥將成時，加少許低鈉鹽，拌勻即成。

［**食法**］早晚分食。

［**功效**］健脾利水。

［**主治**］脾腎陽虛型慢性腎炎及腎病綜合症，見有四肢浮腫、小便量少、神疲乏力、食少便溏等。

18 山藥紅棗蒸甲魚

［**組成**］甲魚1隻（約250克），山藥30克，紅棗15枚，冰糖20克。

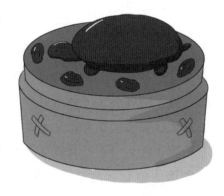

［**製法**］山藥、紅棗分別揀去雜質，洗淨，山藥切成片，紅棗去核，備用。冰糖敲碎成冰糖屑，待用。甲魚宰殺，去頭、爪及內臟，洗淨，入沸水鍋焯透，撈出，冷水中過涼，切成6大塊，放入蒸盆內，加入紅棗肉、山藥片，撒上冰糖屑，並加適量清水，合上蓋，入籠屜，用大火蒸1小時即成。

［**食法**］當菜佐餐，隨意食用。

［**功效**］滋陰補腎，健脾和胃。

［**主治**］肝腎陰虛型慢性腎炎，見有全身浮腫、小便不利、腰膝酸軟、神疲乏力、口乾煩躁、食慾不振等。

19 陳皮醋煮花生

［**組成**］連殼花生1000克，陳皮30克，食醋150克，茴香、生薑

片、低鈉鹽各適量。

[**製法**] 連殼花生洗淨，瀝乾，與揀去雜質、洗淨的陳皮同放入沙鍋，加水足量（以淹沒連殼花生為準），浸泡片刻後，大火煮沸，加入茴香、生薑片，改用小火煨煮30分鐘，倒入食醋，拌和均勻，合上蓋，繼續用小火煨煮30分鐘，加少許低鈉鹽，拌勻即成。

[**食法**] 當點心，上下午各1次，每次吃連殼花生100克。

[**功效**] 健脾和胃，利尿降壓，降膽固醇。

[**主治**] 腎病綜合症、慢性腎炎，見有水腫、按之凹陷難起、高血壓、高膽固醇症、食慾不振、腹脹等。

20 大蒜煨烏魚

[**組成**] 大蒜頭2個，烏魚150克。

[**製法**] 大蒜頭掰開，除去外膜，成大蒜瓣，洗淨，備用。烏魚宰殺，去內臟，將大蒜瓣納入魚腹中，用細線縫一下，用濕綿紙包裹，外面用黃泥封好，於炭火中煨熟，取出即成。

[**食法**] 當菜佐餐，每日1次。

[**功效**] 健脾化濕，利水消腫。

[**主治**] 水濕浸漬型腎病綜合症，見有水腫漸起，自下而上，多為下肢先腫，或腹部脹滿，以下半身水腫較顯著，按之凹陷，恢復較慢。

21 紅豆燉鰻魚

[**組成**] 紅豆50克，鰻魚1條（約400克），冰糖屑30克。

［**製法**］紅豆揀去雜質，淘洗乾淨，放入沙鍋，加水浸泡30分鐘，待用。鰻魚宰殺，除去鰓、內臟，洗淨後切成段，放入浸泡紅豆的沙鍋，再加水適量（以淹沒鰻魚為準），用大火煮沸，改用小火煨燉1小時，待鰻魚肉、紅豆熟爛，放入冰糖屑，拌和溶化即成。

［**食法**］當菜佐餐，隨意食用。

［**功效**］補肺健脾，利水消腫。

［**主治**］肺脾氣虛型腎病綜合症，見有出現水腫、少尿、低蛋白血症、面黃體瘦、神倦乏力等。

22 山藥扁豆蓮子湯

［**組成**］鮮山藥250克，白扁豆15克，芡實30克，蓮子15克，冰糖屑20克。

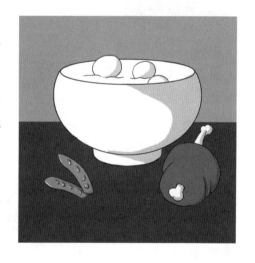

［**製法**］山藥洗淨，刨去薄層外皮，切成片，放入碗中，備用。白扁豆、芡實、蓮子分別揀去雜質，洗淨後，同放入沙鍋，加足量水浸泡30分鐘，大火煮沸，改用小火煨煮30分鐘，加入山藥片，煮沸後，繼續用小火煨煮至白扁豆、芡實、蓮子熟爛香酥即成。

［**食法**］上、下午分服。

［**功效**］健脾補腎，祛濕消腫。

[**主治**]脾腎陽虛型腎病綜合症，見有兩足水腫、腰部酸痛、蛋白尿、面色蒼白、四肢不溫、精神不振、食慾不佳等。

23 綠豆南瓜粥

[**組成**]綠豆60克，老南瓜500克，低鈉鹽適量。

[**製法**]綠豆揀去雜質，淘洗乾淨，趁水未乾時加入少許低鈉鹽拌和，稍醃片刻，即用清水沖洗乾淨。老南瓜切去表皮，去籽，用清水沖洗乾淨，切成2公分見方的小丁塊，待用。燒鍋置火上，加綠豆及清水足量，大火煮沸，改用小火煨煮30分鐘，加入南瓜塊及適量清水，煮沸後，改用小火繼續煨煮至綠豆酥香、南瓜熟爛即成。

[**食法**]早晚趁熱分食。

[**功效**]清熱解毒，健脾利濕。

[**主治**]泌尿系感染及腎性糖尿病等病症。

24 莧菜紅棗豆豉羹

[**組成**]莧菜250克，淡豆豉30克，薏仁50克，蔥白適量。

[**製法**]莧菜揀去雜質洗淨，改刀切成段，備用。薏仁擇洗乾淨，放入沙鍋，加水浸泡片刻，大火煮沸後，改用小火煨煮40分鐘，待薏仁酥爛，加入淡豆豉、莧菜段，繼續用小火煨煮成羹，撒入蔥白細末即成。

[**食法**]當點心，上下午趁熱分食。

[**功效**]清熱利尿，解毒除煩。

[**主治**]急性濕熱蘊結型泌尿系感染，見有發熱、心煩、尿頻、

尿急、尿痛等。

25 香椿豆腐

[**組成**] 鮮香椿50克,嫩豆腐1塊(約150克),麻油、雞精粉、低鈉鹽各適量。

[**製法**] 香椿擇洗乾淨,用煮沸的水燙一下,冷卻後,切成細末,待用。嫩豆腐洗淨,放入盤內,用煮沸的水淋洗一下,上面撒上香椿末、麻油、雞精粉及少許低鈉鹽,拌勻即可食用。

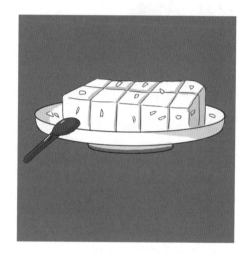

[**食法**] 當菜佐餐,隨意食用。

[**功效**] 清熱化濕,生津潤燥。

[**主治**] 濕熱蘊結型泌尿系感染,見有小便短赤、澀痛、食慾不振、口苦心煩等。

26 綠豆芽白菜根湯

[**組成**] 綠豆芽100克,白菜根莖頭1個。

[**製法**] 綠豆芽擇洗乾淨,待用。白菜根莖先刷洗一下,刨切去根頭,切成小丁塊,放入紗布袋,扎緊袋口,與綠豆芽同放入沙鍋,加足量水,用大火煮沸,改用小火煨煮30分鐘,取出紗布袋,濾盡汁液即成。

[**食法**] 當飲料，上下午分飲。

[**功效**] 清熱解毒，利水消腫。

[**主治**] 濕熱蘊結型泌尿系感染，見有小便黃赤、尿頻、尿痛、發熱口渴等。

27 冬瓜蚌肉陳皮湯

[**組成**] 冬瓜500克，河蚌肉250克，陳皮15克，黃酒、蔥花、生薑末各適量。

[**製法**] 冬瓜洗淨，刨下外皮（勿棄）後，切成0.5公分厚的冬瓜塊。冬瓜皮切碎，放入沙鍋，加足量水，用中火煨煮30分鐘，紗布過濾，去渣，取汁回入沙鍋，待用。河蚌肉洗淨，除去鰓，切成塊，與陳皮（洗淨後切碎）同放入沙鍋，大火煮沸，烹入黃酒，放入冬瓜塊，大火煮至蚌肉熟爛，加蔥花、生薑末，拌勻即成。

[**食法**] 當菜佐餐，隨意食用。

[**功效**] 清熱祛濕，利尿止帶。

[**主治**] 陰虛濕熱型泌尿系感染，見有小便短赤、濕熱白帶、口苦咽乾等。

28 雙耳黃花菜肉片

[**組成**] 黑木耳15克，銀耳15克，金針菜30克，豬瘦肉150克，植物油、黃酒、蔥花、生薑末、濕澱粉、麻油、低鈉鹽各適量。

[**製法**] 黑木耳、金針菜分別用溫水泡發，黑木耳去蒂頭，撕成小朵狀，金針菜去花托，擠去黃水，備用。銀耳用冷水泡發，

去蒂頭，撕成朵狀，放入小碗，待用。豬肉洗淨，切成片，放入碗中，加蔥花、生薑末、黃酒及少許濕澱粉，拌勻上漿。炒鍋上火，加油燒至七分熱時，下入上漿的肉片，急火溜炒，加入黑木耳、金針菜，不斷翻炒中，加清水適量，並加入銀耳，煮沸後，用濕澱粉勾薄芡，加少許低鈉鹽，淋入麻油即成。

[**食法**] 當菜佐餐，隨意食用。

[**功效**] 清熱解毒，利尿止血。

[**主治**] 陰虛濕熱型泌尿系感染，見有尿頻澀滯、淋漓不盡、尿熱尿急、少腹滿痛，伴脅痛口苦等。

29 田雞燉冬瓜

[**組成**] 田雞（人工養殖）500克，冬瓜50克，蔥花、生薑末各少許。

[**製法**] 冬瓜去瓤，洗淨，刨下外皮（勿棄）後，冬瓜肉切成塊，冬瓜皮切碎，放入紗布袋，扎緊袋口，備用。田雞洗淨，剝去皮，斬頭、去爪，入沸水鍋焯一下，撈出，過涼後放入沙鍋，加足量清水（以淹沒田雞肉為準），並放冬瓜皮紗布袋，大火煮沸，改用小火煨煮30分鐘，取出紗布袋，濾盡汁液，放入冬瓜塊，煮沸後，加蔥花、生薑末，繼續煨煮至冬瓜、田雞肉熟爛即成。

[**食法**] 當菜佐餐，隨意食用。

[**功效**] 清熱解毒，利尿消腫。

[**主治**] 急性陰虛濕熱型泌尿系感染及急性腎炎，見有身熱煩渴、棚中、小便不利等。

30 涼拌芹菜

[組成] 新鮮蒲芹（藥芹）250克，甜杏仁10克，香乾4塊，白糖、雞精粉、麻油、低鈉鹽各適量。

[製法] 芹菜揀去雜質，洗淨，切齊，入沸水鍋中焯至斷生，回軟，撈出，放冷開水中過涼，取快刀切成段，成花瓣狀放入盆中，待用。甜杏仁去皮、尖，入沸水鍋中煮熟，撈出，切成片；香乾洗淨，入沸水鍋中焯透，撈出，切成細絲，同放入芹菜瓣中心和四周，加白糖、雞精粉、麻油，再調入少許低鈉鹽即成。

[食法] 當菜佐餐，隨意食用。

[功效] 清熱涼肝，補益脾腎。

[主治] 慢性脾腎兩虛型腎盂腎炎，見有腰酸、腰痛、神倦乏力、伴血尿、高血壓等。

31 鯽魚荸薺湯

[組成] 荸薺100克，鯽魚1條（200克），蔥花、生薑末、冰糖屑、食醋各適量。

[製法] 荸薺擇洗乾淨，去外皮，一剖兩半，備用。鯽魚宰殺，去鱗、鰓及內臟，洗淨入沸水鍋中焯一下，撈出，放入蒸盆中，荸薺齊放在鯽魚的四周，加蔥花、生薑末、冰糖屑以及少許食醋，再加清水適量，合上蓋，放入籠屜，用大火蒸30分鐘，即成。

[食法] 當菜佐餐，隨意食用。

[功效] 健脾益氣，清熱解毒，利尿消腫。

[主治] 急性脾腎兩虛型泌尿系感染，見有發熱、尿頻、尿急、

尿痛、尿少，甚或水腫等。

32 鳳梨荸薺炒雞片

[**組成**] 荸薺100克，罐頭鳳梨150克，雞胸肉200克，火腿肉15克，雞蛋清1個，清湯、植物油、黃酒、蔥花、生薑末、濕澱粉、雞精粉、低鈉鹽、麻油各適量。

[**製法**] 荸薺洗淨，去外皮，切成片；雞脯肉、火腿肉分別洗淨，火腿肉切成細絲；雞胸肉切成片，放入碗中，加黃酒、蔥花、生薑末、濕澱粉及雞蛋清，拌和均勻，上漿待用。炒鍋上火，加油燒至七分熱時，下入蔥花、生薑末煸炒出香，即倒入上漿的雞肉片，不斷翻炒，炒至斷生，即加入清湯、荸薺片，用炒勺劃散，加入火腿絲，並倒入鳳梨，煮沸後再翻炒片刻，加少許低鈉鹽、雞精粉，淋入麻油，拌勻即成。

[**食法**] 當菜佐餐，隨意食用。

[**功效**] 健脾益氣，清熱通淋。

[**主治**] 夏季急性脾腎兩虛型泌尿系感染，見有發熱、口渴多飲、心煩、尿頻、尿急、尿痛等。

33 山藥紅棗蒸鰻魚

[**組成**] 新鮮山藥250克，紅棗10枚，鰻魚1條（約500克），豆豉30克，麻油、黃酒、蔥段、生薑片、青菜心、低鈉鹽各適量。

[**製法**] 鰻魚宰殺，去內臟，洗淨，切成段，備用。山藥洗淨，刨去薄層外皮，切成片。青菜心洗淨，縱剖為二，入沸水鍋中焯透，待用。紅棗洗淨，去核。鰻魚段齊放入蒸盆，放入紅棗肉，

勻蓋上山藥片，加入豆豉、黃酒、蔥段、生薑片及清水適量，合
上蓋，上籠，用大火蒸30分鐘，待鰻魚肉熟爛，取下蒸盆，放上
青菜心，加少許低鈉鹽，淋入麻油即成。

[**食法**] 當菜佐餐，隨意食用。

[**功效**] 健脾益腎，滋補氣血。

[**主治**] 脾腎虧虛型泌尿系結石。

34 玉珠鮮蘑

[**組成**] 冬瓜400克，鮮蘑菇200克，水發蝦米50克，鮮湯100
克，植物油300克（實耗約25克），低鈉鹽、雞精粉、黃酒、蔥
薑汁、濕澱粉、麻油各適量。

[**製法**] 將冬瓜去皮洗淨，先切成3公分見方的塊，再修削成球
狀。大蘑菇去蒂洗淨，用手撕成長條。小蘑菇保持整形。炒鍋上
大火，放油燒至六分熱，放入冬瓜炸至斷生，撈出控油。炒鍋內
留少許油，燒至五分熱，烹入黃酒，加入蔥薑汁、鮮湯、低鈉
鹽、雞精粉、鮮蘑菇、冬瓜球、蝦米燒沸，撇去浮沫，燒至原料
入味，用濕澱粉勾稀芡，然後淋上麻油，攪勻即成。

[**食法**] 佐餐食用。

[**功效**] 滋陰潤燥。

[**主治**] 糖尿病腎病等。

35 菊花粉絲湯

[**組成**] 鮮菊花、粉絲、豬瘦肉各100克，豆瓣醬、豬油、肉
湯、雞精粉各適量。

［**製法**］菊花洗淨，豬瘦肉切成細末，粉絲泡軟。炒鍋燒熱，放入豬油，燒至六分熱時，下肉末煸炒，至水乾，下豆瓣醬繼續炒，至肉呈紅色，即放入肉湯、粉絲，稍沸，下菊花，再沸放雞精粉即成。

［**食法**］佐餐食用。

［**功效**］健脾益胃，疏風清熱。

［**主治**］糖尿病腎病等。

36 山楂肉乾

［**組成**］豬瘦肉1000克，山楂100克，植物油250克，麻油、生薑、蔥、花椒、黃酒、雞精粉、白糖各適量。

［**製法**］將豬瘦肉剔去皮筋，洗淨；山楂去雜質（山楂果則應拍破）；生薑切片；蔥切段備用；山楂果50克放入鍋中，加水約2000克，在火上燒沸後，再加入豬瘦肉，共同煎熬至六分熟，撈出豬瘦肉稍涼後，切成長約6公分、寬約0.5公分的粗條；用植物油、生薑、蔥、黃酒、花椒等調料將肉條拌勻，醃製1小時，再瀝去水分；將油放在鐵鍋裡，小火煉熟，投入肉條炸乾水分，至色微黃，即用漏勺撈起，瀝去油；將鍋內油倒出後，留點餘油，再置火上，投入餘下的山楂，略炸後，再將肉乾倒入鍋中，反覆翻炒，微火焙乾，即可起鍋置於盤中，淋入麻油，撒上雞精粉、白糖，拌勻即成。

［**食法**］佐餐食用，每日1次。

［**功效**］滋陰潤燥，化食消積，降脂降壓。

［**主治**］腎性高血壓，伴高血脂者。

PART 3
藥茶療法

 醫生的話

　　藥茶是將天然藥物或食物與茶葉配用或代茶沖泡、煎煮飲用，以治療疾病或保健養生。藥茶療法是我國人民和醫家在長期對抗疾病的過程中，不斷實踐、充實和發展而形成的獨具特色的治療方法。運用藥茶療法防治疾病，歷代均有記載。藥茶具有簡便省時、價格適宜、療效確鑿、用藥量少、攜帶方便、服用及時、副作用少等優點。

 （一）藥茶的種類與劑型

1 藥茶的種類

　　（1）按方劑構成，分為單方藥茶、複方藥茶。
　　（2）按有無茶葉，分為含茶藥茶、無茶藥茶。
　　（3）按傳統劑型，分為藥茶、藥露。
　　（4）按入藥部位，分為花類藥茶、葉類藥茶、莖類藥茶、皮類藥茶等。
　　（5）按飲用季節，分為春季藥茶、夏令藥茶、秋季藥茶、

冬令藥茶。

（6）按應用功效，分為保健茶、減肥茶、健美茶、去脂茶、活血茶等。

2 藥茶的劑型

（1）沖泡劑：將藥茶配方中的成分直接放入杯中，用沸水沖泡，加蓋悶10分鐘即可直接飲用。

（2）煎煮劑：將藥茶配方中的成分先用冷水浸泡15分鐘，然後放入沙鍋中煎煮15～30分鐘，去渣取汁，倒入杯中，趁熱代茶飲用。

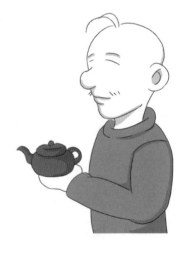

（3）散形茶：將茶葉和藥物，或將藥物粉碎成粗末，混合均勻後分成若干份，每次取1份放入杯中沖泡或入鍋中加水煎煮後取汁飲用。

（4）袋泡茶：將藥茶成分粉碎研成粗末，或將藥茶成分中一部分提取濃煎汁，另一部分粉碎研成細末，混合後烘乾成顆粒狀，按每次劑量分裝入特製的濾紙袋，沖泡時連濾紙袋放入杯中，用沸水沖泡後即可飲用。

（5）塊形茶：將藥物粉碎研成粗末，混合均勻後以藥量的10％～20％的神曲或麵粉為糊作黏合劑，加入到藥粉中，攪拌成顆粒，以手捏成團，以觸之能散為準，用模具或壓塊機做成小方塊，低溫乾燥，使含水量降至3％以下即成。

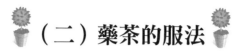 （二）藥茶的服法

（1）沖泡：含茶葉的藥茶可放入瓷杯或陶杯中，用沸水沖泡，加蓋悶10～15分鐘，趁熱多次飲用；不含茶葉的藥茶可放入保溫杯或瓷杯、陶杯中，用沸水沖泡，加蓋悶15分鐘，趁熱多次飲用，一般可連續沖泡3～5次。此法對花類保健茶、葉類保健茶及含揮發油成分的保健茶尤為適宜。

（2）煎汁：將藥茶配方中的飲片放入鍋中，加水適量，先用大火煮沸，再改用小火煎煮20分鐘，去渣取汁，放入杯中多次代茶飲用。此法對藥茶配方成分較多，或者藥茶中所含藥物需要煎煮才能浸出有效成分者尤為適宜。

（3）調服：將藥茶配方中的藥物研成細粉，用其他藥物處方的煎湯調服。

（4）和服：在沖泡或煎汁的藥茶液中對入蜂蜜、薑汁、水果汁等，一併飲用。

（5）含服：將藥茶汁先含在口中片刻，再慢慢咽下，或含在口中漱口片刻，再咽下。

（6）熱服：將藥茶汁趁熱、趁溫飲用，但不宜燙飲。大多數藥茶均適宜熱服。

（7）涼服：將藥茶汁放置變涼後飲用。

（8）頓服：將藥茶汁一次飲完。

（9）分服：將藥茶汁分早、中、晚3次或間隔片刻後多次分服。

（10）嚼服：將藥茶汁飲完後，把茶葉及藥茶成分嚼食咽

下。

除口服外，藥茶還可透過外搽、外洗、外塗、保留灌腸等方法使用。

 （三）腎病患者的藥茶驗方

1 翠衣香蕉皮茶

[**組成**]西瓜皮（翠衣）（鮮品）100克，香蕉皮（連柄）100克，冰糖10克。

[**製法**]西瓜皮洗淨，切成1公分見方的小塊；連柄香蕉皮洗淨，切碎後，與西瓜皮小塊同放入沙鍋，加適量水，大火煮沸，改用小火煎煮20分鐘，用潔淨紗布過濾，去渣，收取濾汁回入沙鍋，繼續用小火煨煮，加入冰糖，待其融化，拌勻即成。

[**食法**]當茶，或當飲料，早晚分服。

[**功效**]清熱除煩，利尿降壓。

[**主治**]急、慢性腎炎伴水腫、小便不利、高血壓等。

2 茅根荸薺茶

[**組成**]鮮白茅根50克，荸薺100克，白糖10克。

[**製法**]白茅根、荸薺分別擇洗乾淨，白茅根切成碎小段，荸薺連皮切成片，同放入沙鍋，加適量水，大火煮沸，改用小火煎煮20分鐘，用潔淨紗布過濾，去渣，取汁盛入容器，調入白糖，拌勻即成。

［**食法**］當茶，頻頻飲用，當日飲完。

［**功效**］清熱利尿，解暑止渴。

［**主治**］急性腎炎、慢性腎炎急性發作及泌尿系感染等。

3 紫蘇蔥白茶

［**組成**］紫蘇葉10克，蔥白1段，玉米鬚60克。

［**製法**］紫蘇葉、玉米鬚分別擇洗乾淨，切碎，與洗淨、切段的蔥白，同放入沙鍋，加水適量，大火煮沸後，改用小火繼續煨煮20分鐘，用潔淨紗布過濾，去渣，取汁即成。

［**食法**］當茶，頻頻飲用，當日飲完。

［**功效**］利水消腫，解表散寒。

［**主治**］風水相搏型急性腎絲球腎炎，見有眼瞼浮腫，伴惡寒、腰痛、肢節酸痛、小便不利、舌苔薄白、脈浮緊等風寒表證。

4 薄荷蘆根茶

［**組成**］薄荷3克（鮮品6克），鮮蘆根30公分長。

［**製法**］薄荷、鮮蘆根分別擇洗乾淨，薄荷切碎，鮮蘆根切成碎小段，同放入沙鍋，加適量水，用中火煎煮15分鐘，用潔淨紗布過濾，去渣，取汁即成。

［**食法**］當茶，或當飲料，早晚分服。

［**功效**］疏風清熱，利水消腫。

［**主治**］風熱犯肺型急性腎炎。

5 西瓜汁清熱茶

[**組成**] 西瓜1顆（約1000克）。

[**製法**] 西瓜外皮洗淨後，一剖為二，挖出西瓜瓤，剔除瓜子，放入果汁機中，快速搗絞取汁，用潔淨紗布過濾即成。

[**食法**] 分3次飲用，當日吃完。

[**功效**] 清熱除煩，利水消腫。

[**主治**] 濕熱蘊結型急性腎炎。

6 翠衣紅豆茅根茶

[**組成**] 西瓜皮50克，紅豆50克，鮮茅根50克。

[**製法**] 西瓜皮洗淨（保留外表皮綠色翠衣），切成細絲狀，與洗淨、切段的鮮茅根同入沙鍋，加適量水，大火煮沸後，改用小火煨煮20分鐘，用潔淨紗布過濾，去渣，取汁備用。紅豆淘淨，入鍋，加水後用中火煨煮至紅豆酥爛呈花狀，調入西瓜翠衣、鮮茅根煎液，拌和均勻，再煮至沸即成。

[**食法**] 早晚趁熱分服。

[**功效**] 清熱除煩，利尿祛濕，降壓下氣。

[**主治**] 濕熱蘊結型急性腎炎，見有浮腫不甚明顯、腰痛較重者。

7 鮮白茅根茶

[**組成**] 鮮白茅根50克，鮮玉米鬚50克。

[**製法**] 白茅根、玉米鬚分別擇洗乾淨，切碎或切成碎小段，同放入沙鍋，加水適量，大火煮沸後，改用小火煎煮15分鐘，用潔

淨紗布過濾，去渣，取汁即成。

[**食法**]當飲料，分3次飲用，當日吃完。

[**功效**]清熱利尿，平肝降壓，涼血止血。

[**主治**]濕熱蘊結型急性腎炎，見有顏面浮腫、惡寒發熱、小便不利等。

8 茅根甘蔗茶

[**組成**]白茅根60克（鮮品120克），甘蔗150克。

[**製法**]白茅根擇洗乾淨，切成小段，放入沙鍋，加水適量，大火煮沸後，改用小火煎煮30分鐘，用潔淨紗布過濾，去渣，取汁盛入容器，備用。甘蔗洗淨外表皮，切成2公分長的小段，放入果汁壓榨機

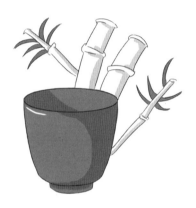

內，絞榨取汁，將甘蔗汁調入茅根煎汁中，拌和均勻即成。

[**食法**]當飲料，早中晚分服，當日飲完。

[**功效**]清熱生津，利尿消腫。

[**主治**]濕熱蘊結型急性腎炎以及熱重寒輕、咽喉腫痛、頭面浮腫、尿少赤澀等。

9 茅蘆竹葉茶

[**組成**]茅根30克，蘆根30克，竹葉30克。

[**製法**]茅根、蘆根、竹葉分別擇洗乾淨，切成片或切碎，同放

入沙鍋，加適量水浸泡10分鐘，大火煮沸後，改用小火繼續煨煮20分鐘，用潔淨紗布過濾，去渣，取汁即成。

[**食法**] 當茶，頻頻飲用，當日飲完。

[**功效**] 清熱解表，利水消腫。

[**主治**] 濕熱蘊結型急性腎絲球腎炎，見有眼瞼浮腫，伴發熱咽痛、腰痛乏力、小便黃少、舌苔薄黃、脈浮數等。

10 三仙茶

[**組成**] 鮮生地250克，鮮藕250克，梨2顆，蜂蜜250克。

[**製法**] 鮮生地、鮮藕、梨分別洗淨其外皮，切碎，並剁成茸糊狀，用雙層潔淨紗布包裹，絞壓取汁，盛入大蒸碗內，調入蜂蜜，拌和均勻，入籠屜，上籠，大火蒸5分鐘即成。待涼，貯存備用。

[**食法**] 冷服，每日3次，每次50CC。

[**功效**] 清熱潤肺，涼血止血。

[**主治**] 肝腎陰虛型急性腎炎，見有少尿、血尿、蛋白尿、咳嗽咯血等。

11 枸杞洋參茶

[**組成**] 西洋參6克，枸杞30克，白糖10克。

[**製法**] 西洋參洗淨，切成片；枸杞揀去雜質，洗淨後，同放入沙鍋，加足量水，大火煮沸，改用小火煨煮20分鐘，調入白糖，拌和均勻即成。

[**食法**] 當茶，頻頻飲用，當日飲完，洋參片、枸杞子一併嚼食咽下。

[**功效**] 益氣補腎。

[**主治**] 肝腎陰虛型慢性腎炎，日久而見腰膝酸軟、體倦乏力等。

12 麻黃連翹紅豆蜜茶

[**組成**] 生麻黃6克，連翹10克，紅豆50克，蜂蜜15克。

[**製法**] 將紅豆洗淨後，放入沸水鍋中煮至紅豆將熟時，放入洗淨的麻黃、連翹，再煮15分鐘，停火，去渣取汁，待藥汁轉溫後，調入蜂蜜即成。

[**食法**] 上下午分服。

[**功效**] 疏風解表，利水消腫。

[**主治**] 風水相搏型腎病綜合症，對面目浮腫明顯者尤為適宜。

13 四皮茶

[**組成**] 茯苓皮30克，生薑皮15克，桑白皮20克，冬瓜皮60克。

[**製法**] 將以上4味分別洗淨，同入鍋中，加適量水，煎煮40分鐘，去渣取汁即成。

[**食法**] 上下午分服。

[**功效**] 健脾化濕，利水消腫。

[**主治**] 水濕浸漬型腎病綜合症。

14 雙瓜白茅根茶

[**組成**] 黃瓜3根，冬瓜1000克，白茅根30克。

[**製法**] 黃瓜、冬瓜、白茅根分別洗淨，連皮切碎，或連根切

碎，同放入沙鍋，加水足量，浸泡片刻後，用中火煎煮30分鐘，用潔淨紗布過濾，去渣，取汁盛入潔淨的容器即成。

[**食法**] 當飲料，早中晚分飲。

[**功效**] 清熱除煩，利水消腫。

[**主治**] 泌尿系感染、小便澀痛。

15 黃耆白茅根茶

[**組成**] 生黃耆30克，白茅根30克，西瓜皮120克，白糖20克。

[**製法**] 生黃耆、白茅根、西瓜皮分別揀去雜質，洗淨，切碎或切成片，同放入沙鍋，加足量清水，浸泡片刻後，大火煮沸，改用小火煎煮40分鐘，用潔淨紗布過濾，去渣，取汁放入容器，調入白糖，拌和均勻即成。

[**食法**] 當茶，頻頻飲用，當日飲完。

[**功效**] 補氣升陽，利水消腫。

[**主治**] 慢性泌尿系感染。

16 二豆車前玉米鬚茶

[**組成**] 紅豆50克，綠豆50克，車前草葉30克，玉米鬚30克，生甘草3克，紅棗10枚。

[**製法**] 車前草葉、玉米鬚、生甘草分別擇洗乾淨，生甘草切成片，同放入沙鍋，加足量水，浸泡片刻後，用中火煎煮40分鐘，紗布過濾去渣，取汁回入沙鍋，加入淘洗淨的紅豆、綠豆、紅棗，大火煮沸後，改用小火煨煮1小時，待紅豆、綠豆熟爛酥香即成。

[**食法**] 當點心，上下午分服。

[**功效**] 清熱解毒，利尿消腫。

[**主治**] 急性尿道炎及膀胱炎等。

17 雙根紅棗茶

[**組成**] 向日葵根60克，鮮白茅根120克（乾品60克），紅棗10枚。

[**製法**] 向日葵根、白茅根分別擇洗乾淨，向日葵根斬切成段，白茅根切碎，同放入沙鍋，加水足量，大火煮沸後，用中火煨煮10分鐘，用潔淨紗布過濾，去渣，取汁回入沙鍋，放入洗淨的紅棗，用小火煨煮40分鐘，即成。

[**食法**] 當茶，早中晚分飲。

[**功效**] 健脾祛濕，利水通淋。

[**主治**] 急性泌尿系感染，乳糜尿及泌尿系結石所致的小便澀痛。

18 苦瓜綠茶茶

[**組成**] 鮮苦瓜500克，綠茶150克。

[**製法**] 苦瓜洗淨後，從中間剖開，挖出瓜仔後，將綠茶納入苦瓜中，用細線扎好剖口處，將其掛在通風處陰乾。苦瓜乾燥後，除去細線，切碎，混合均勻，裝瓶防潮。

[**食法**] 當茶，每日2次，每次取15克，放入大杯中，用沸水沖泡，悶10分鐘即可頻頻飲用。

[**功效**] 清熱解毒，滲濕利尿。

[**主治**] 急性濕熱蘊結型泌尿系感染，見有小便不利、煩熱口渴等。

19 四草利尿茶

[**組成**]魚腥草30克，車前草30克，金錢草30克，鴨蹠草30克，冰糖屑30克。

[**製法**]魚腥草、車前草、金錢草、鴨蹠草分別揀去雜質，洗淨，切碎，同放入沙鍋，加足量水，浸泡片刻，大火煮沸後，改用小火煎煮40分鐘，用潔淨紗布過濾，去渣，取汁回入沙鍋，調入冰糖屑，用小火煨煮至沸，冰糖完全溶化即成。

[**食法**]當飲料，上下午分飲，或頻頻飲用，當日吃完。

[**功效**]清熱解毒，利尿消腫。

[**主治**]急性濕熱蘊結型泌尿系感染，見有發熱、尿頻、尿急、尿痛等。

20 紅豆桑白皮茶

[**組成**]紅豆60克，紅棗15枚，桑白皮15克。

[**製法**]桑白皮揀去雜質，洗淨，切碎，放入紗布袋，扎緊袋口，備用。紅豆、紅棗擇洗乾淨，紅棗去核，與桑白皮紗布袋同放入沙鍋，加足量水浸泡片刻，大火煮沸，改用小火煨煮40分鐘，取出紗布袋，濾盡汁液，繼續煨煮至紅豆熟爛酥香即成。

[**食法**]早晚趁熱分服。

[**功效**]健脾養血，利濕消腫。

[**主治**]脾腎兩虛型腎盂腎炎，見有肚腹脹滿、胃納食少、時而腹瀉及脾虛水腫、小便不利等病症。

21 五鮮茶

[**組成**] 鮮西瓜皮250克，鮮嫩藕250克，鮮葡萄2500克，鮮生地250克，鮮梨250克。

[**製法**] 鮮西瓜皮洗淨，切成細絲；鮮嫩藕洗淨，剖片後切成細絲；鮮葡萄去柄，洗淨；鮮生地洗淨，切成絲；鮮梨去核，洗淨，切成絲。同放入果汁絞汁機中，分批按同樣絞速絞壓，取得鮮漿汁，用潔淨紗布過濾，取汁即成。

[**食法**] 當飲料，每日2次，每次100CC，上下午各飲1次。

[**功效**] 滋補氣血，涼血利尿。

[**主治**] 泌尿系結石，尤以排尿困難、尿血明顯者為宜。

22 竹葉綠茶茶

[**組成**] 竹葉15克，綠茶5克。

[**製法**] 竹葉洗淨，橫切成絲狀，與綠茶同放入大蓋杯內，用剛煮沸的水沖泡，加蓋悶10分鐘即可飲用。

[**食法**] 當茶，頻頻飲用，可連續沖泡3～5次。

[**功效**] 利水消腫，通淋排石。

[**主治**] 腎結石、膀胱結石，見少尿、口渴等。

23 白茅根通草茶

[**組成**] 鮮白茅根60克（乾品30克），通草5克，綠茶葉5克。

[**製法**] 白茅根、通草分別揀去雜質，洗淨，切成碎小段，與綠茶葉同放入沙鍋，加足量清水，浸泡片刻後，大火煮沸，改用中火煎煮30分鐘，用潔淨紗布過濾，去渣，取汁盛入容器即成。

[**食法**] 當茶，頻頻飲用。

[**功效**] 清熱利尿，通淋排石。

[**主治**] 濕熱蘊結型腎結石，見有腎區絞痛、膿尿、血尿、少尿，甚至無尿、煩熱口渴等。

24 仙草茶

[**組成**] 金錢草30克，車前草30克，夏枯草30克，白糖20克。

[**製法**] 金錢草、車前草、夏枯草分別揀去雜質，洗淨，切碎，同放入沙鍋，加足水量浸泡片刻，用大火煮沸後，改用小火煎煮30分鐘，用潔淨紗布過濾，去渣，取汁盛入容器，趁溫熱調入白糖拌勻即成。

[**食法**] 當茶，頻頻飲用。

[**功效**] 清熱溶石，止痛排石。

[**主治**] 濕熱蘊結型腎結石，見有泌尿道或腎區感到劇烈絞痛，並向大腿根部、會陰部放射，出現肉眼能見到的膿尿、血尿、面色蒼白，嚴重者甚至少尿、無尿等。

25 三金三子蜜茶

[**組成**] 金錢草30克，海金砂20克，雞內金10克，冬葵子20克，車前子15克，王不留行15克，蜂蜜30克。

[**製法**] 將以上6味藥物分別洗淨，同入鍋中，加適量水，大火煮沸，改小火煎煮40分鐘，去渣取汁，待藥汁轉溫後，調入蜂蜜即成。

[**食法**] 上下午分服。

[**功效**] 清熱利濕，通淋排石。

[**主治**] 濕熱蘊結型泌尿系結石，也可通治各型泌尿系結石。

26 皂角刺排石茶

[**組成**] 皂角刺30克，金錢草20克，滑石20克，石韋15克，蜂蜜20克。

[**製法**] 將滑石放入紗布袋中，扎緊袋口，與洗淨的皂角刺、金錢草、石韋一同放入鍋中，加適量水，用小火煎煮40分鐘，去渣取汁，待藥汁轉溫後，調入蜂蜜即成。

[**食法**] 上下午分服。

[**功效**] 活血化瘀，清利排石。

[**主治**] 氣滯血瘀型泌尿系結石。

27 王不留行蜜茶

[**組成**] 王不留行30克，冬葵子20克，車前子20克，蜂蜜20克。

[**製法**] 將王不留行、冬葵子、車前子分別洗淨，同入沙鍋，加適量水，用小火煎煮40分鐘，去渣取汁，待藥汁轉溫後調入蜂蜜即成。

[**食法**] 上下午分服。

[**功效**] 行氣活血，清利排石。

[**主治**] 氣滯血瘀型泌尿系結石。

28 水蜈蚣赤芍蜜茶

[**組成**] 水蜈蚣30克，赤芍20克，赤茯苓20克，蜂蜜15克。

[**製法**] 將水蜈蚣、赤芍、赤茯苓分別洗淨，同入鍋中，加適量

水，煎煮40分鐘，去渣取汁，待藥汁轉溫後，調入蜂蜜即成。

［食法］上下午分服。

［功效］行氣活血，清利排石。

［主治］氣滯血瘀型泌尿系結石。

29 耆地茱萸山藥茶

［組成］生黃耆15克，生地黃30克，生山藥30克，山茱萸15克，生豬胰臟10克。

［製法］將黃耆、生地黃、生山藥、山茱萸放入沙鍋中，加水適量，用大火煮沸，再小火慢煎1小時，將藥液濾出，用碗盛第一煎液；將剩下的藥渣，再加水煎，去渣取汁，將2次煎液混合，加入切碎的生豬胰臟，煮熟即成。

［食法］每日1次，吃肉喝湯。

［功效］益氣養陰攝精。

［主治］糖尿病腎病神疲乏力、氣短自汗、手中心熱，口燥咽乾、口渴喜飲，大便乾結之氣陰兩虛證。

30 菊花烏龍茶

［組成］杭白菊10克，烏龍茶3克。

［製法］杭白菊、烏龍茶用沸水沖泡飲用。

［食法］頻服。

［功效］平肝明目，生津止渴，降壓降脂。

［主治］腎性高血壓，陰虛陽亢所致的頭暈頭痛、心煩失眠、口苦口乾等。

PART 4
藥膳療法

 醫生的話

　　藥膳是在以中醫藥理論為基礎下，將某些可以食用的中草藥和食物相配伍，運用傳統的烹調技術和現代加工方法製成的具有保健和治療作用的食品。藥膳療法可以調節臟腑功能，用以防治疾病。良藥苦口，患者大多難以接受，若以藥食伍用相合而為其膳，將藥性隱於食味之中，藥食兼而有之，互用互補，使其祛病力強而不傷正，具有一般食療和藥療的優點，既可養生強體，又可祛邪療病。

 （一）藥膳療法的特色

1 藥膳療法的特徵

　　藥膳是一種兼有藥物功效和食品美味的特殊膳食，既不同於一般中藥方劑，又有別於普通飲食，其主要特徵如下。

　　（1）藥食結合，適應證廣：藥膳既將藥物作為食物，又將食物賦以藥用，藥借食力而不傷正，食助藥威而效力更大，其適應證比單純的食療更廣泛，療效也更好。如乾薑羊肉湯能溫胃健

脾就是其明證。本藥膳中所用的乾薑為乾燥老薑,味辛性熱,可溫脾胃而祛裡寒,為脾胃虛寒所致胃病慣用的藥食佳品。近代科學研究發現,乾薑對應激性刺激所致的胃及十二指腸潰瘍有抑制作用。羊肉性溫,可益氣補虛,溫胃健脾,常吃羊肉能促進血液循環,增加熱量,禦寒增溫,開胃健身。唐代名醫張仲景創制了藥膳名方「當歸生薑羊肉湯」,用以治療產後血虛、腹痛、乾血癆、寒疝等。筆者將生薑改為乾薑,與羊肉燉湯,對脾胃虛寒之消化性潰瘍患者更為適合。

(2)烹藝講究,色香味美:食療一般重在取效,製作方法相對比較簡單。而藥膳是中醫藥知識與傳統烹調經驗的完美結合,由於其取材於某些藥物,為消除其不快氣味,往往借助於複雜的烹飪技術,不僅要求藥膳食品能保存藥效,而且要成為色、香、味、形俱佳的美味食品。

(3)亦食亦藥,種類繁多:如果說食療是將食物看作具有某種療效的藥物性能的話,那麼藥膳則充分考慮到藥物性能與食用性能的雙重特徵,既重藥性,又重食性。如陳皮山藥紅棗羹,就具有這種明顯的特徵,陳皮、山藥、紅棗既是傳統的對脾胃有重要藥效的中藥材品種,又是可供食用的養益脾胃、益氣補虛之品。仔細分析可知,陳皮所含的揮發油,對胃腸有溫和的刺激作用,能促進消化液分泌,排除胃腸積氣。山藥甘平質潤,可滋補脾胃,現代研究也證實,山藥有良好的滋補和助消化作用,紅棗味甘性溫,能溫養脾胃,益氣補血,為傳統的食補佳品,陳皮、山藥、紅棗三味伍用,煨煮成稀羹,再佐以少量白糖,不僅溫養之中兼有理氣作用,而且很受中老年胃病患者歡迎,尤其對老年性慢性胃炎脾胃虛弱者補而不膩,用之頗為合拍。

2 藥膳的配伍

在藥膳的實際配伍中，是選用某些具有一定保健和治療作用的食物，或在食物中配以適當的中草藥，透過烹調製作成各種佳餚，具有藥物和食物的雙重作用，即取藥物之性、食物之味，使其食借藥力、藥助食威，兩者相輔相成，共奏保健和醫療功效，是我國自然療法中獨具特色的食療方法。

3 藥膳傳統特色的形成

從原始社會的神農氏嘗百草，開創了「藥食同源」的時代起，經殷商時期伊尹發明湯液，到唐代藥膳專著《食療本草》問世，以及歷代醫家對食療藥膳的高度重視和身體力行，使藥膳療法成為醫家臨證重要施治方法。我國明清時期（即西元1368～1911年間）是中國食療、藥膳進入更加全面發展和進一

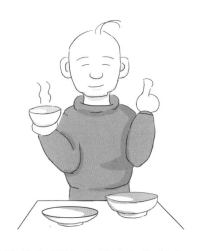

步完善的階段，幾乎所有有關本草的著作都注意到了本草與食療學的密切關係。明代李時珍所著的藥學巨著《本草綱目》就是傑出的代表，他廣收前人及民間食療方法，博引眾多名醫、詩人及佛家素食的食療經驗，對食治食療做出了巨大的貢獻。他認為養生長壽的真諦即在於調理飲食，提出：「飲食者，人之命脈也。」及至清代的醫學著作中普遍應用食療之法，其主治範圍也更為廣泛。

　　值得一提的是，清末民初的中西匯通派醫家張錫純，十分推崇藥膳食療，在其《醫學衷中參西錄》中，還創制了許多藥膳食療方，應用食物性藥物三十餘種，且善用粥、餅、膏、湯、飲等治療疾病，如治療脾胃寒濕的益脾餅等即以豬胰子、雞內金為原料配製而成，取其以臟補臟之功。明清時代，藥膳食療已非為醫家研用，而是各業俱加重視，上至宮廷，下至平民，普遍受到食療以及藥膳養生思想的影響。直至近代眾多的食療藥膳專著的出現，目前已形成具有傳統特色的較為完整的藥膳學科，各類藥膳已從餐飲業進入尋常百姓家庭，並引起世界各國的關注和重視，歐美等國家醫藥學界有遠見卓識的學者、專家，有不少已將藥膳食療引入他們的課題研究範疇。

4 藥膳的辨證配製

　　需要特別強調的是，藥膳的配製應在中醫辨證論治的理論指導下，根據不同的病證，辨證選用，同時還應做到因時、因地、因人制宜，選用不同的食物、藥物及藥食兼用之品。只有這樣，才能製作成具有較高治療效果的美味佳餚及可口食品。這是藥膳不同於一般菜肴和食療的又一特色。

（二）配製治療腎病藥膳的常用藥物

1 魚腥草

　　魚腥草，為三白草科草本植物蕺菜的帶根全草。魚腥草性

寒，味辛，具有清熱解毒、利尿消腫、祛痰排膿等功效，適用於肺熱咳嗽痰稠、熱毒瘡瘍、肺癰咯吐膿血、熱淋小便澀痛、水腫、痔瘡等。現代醫學研究證實，魚腥草確有利尿作用，用魚腥草灌流蟾蜍腎或蛙蹼，能使毛細血管擴張，增加血流量和尿液分泌，從而具有利尿作用。其利尿作用可能由有機物所致，鉀僅起增強利尿的附加作用；另外，還可能由於槲皮苷的血管擴張作用。研究報告還證實，魚腥草還有鎮痛、止血、抑制漿液分泌，促進組織再生長等作用。雖然魚腥草有臭菜的俗稱，只要處理得當，製作有方，吃起來卻清香可口。經醫囑正確服食魚腥草，將大大有益於急慢性腎炎的康復。

2 茯苓

白茯苓，為多孔菌科植物茯苓的菌核內層白色部分，其外層淡紅色者稱赤茯苓，現在赤茯苓、白茯苓已不分用，處方統稱茯苓。茯苓性平，味甘、淡。有利水、滲濕、健脾等功效。用治小便不利、水腫脹滿、脾虛濕停等。中醫認為，茯苓其性平和，利水而不傷正，凡內而臟腑，外而肌膚，出現水濕痰飲為患，不論寒熱虛實，皆可隨證配用，但尤多適用於偏寒偏虛者，適宜於急性腎炎患者尿少、浮腫者食療中應用。現代藥理研究證實，茯苓醇浸液給家兔腹腔注射有顯著利尿作用。現代研究表明，茯苓含三萜類成分茯苓酸、乙醯茯苓酸、去氫齒孔酸、松齡酸，含多糖類成分 β 茯苓聚糖（約占乾燥品的 93%）、 β 茯苓聚糖分解酶、脂肪酶、蛋白酶、膽鹼、蛋白質、脂肪、麥角甾醇、卵磷脂、葡萄糖、腺嘌呤、組氨酸、樹膠、甲殼質以及鉀、鈉、鎂、磷、鈣、硫、鐵、錳、氯等元素。因此，認為茯苓不僅有較好的利尿

消腫作用，而且有輕度的寧心降壓作用，同時，還可顯著地提高腎炎患者的免疫功能。

3 蓮心

蓮心，又稱蓮子心，為睡蓮科水生草本植物蓮的成熟種子的綠色胚芽。蓮心性寒，味苦，具有清心、去熱、止血、澀精、降壓等功效。現代醫學研究表明，蓮心含蓮心鹼、異蓮心鹼、甲基蓮心鹼、荷葉鹼、前荷葉鹼、牛角花素、去甲基烏藥鹼，還含木樨草甙、金絲桃苷、芸香苷等黃酮類成分。蓮心能

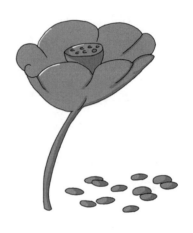

改善腎臟病理變化，並有降血壓作用。蓮心食用的方法很多，如蓮心茶、蓮心蜂蜜羹等，適宜於慢性腎炎伴血壓升高者服食。

4 玉米鬚

玉米鬚為禾本科草本植物玉米的花柱。玉米鬚性平，味甘，具有利尿、泄熱等功效，可廣泛運用於腎炎水腫。現代醫學研究表明，玉米鬚含苦味苷、皂苷、生物鹼、樹脂、揮發油（內含香荊芥酚等）等活性成分，還含有維生素 C、維生素K以及含泛酸、肌醇、蘋果酸、檸檬酸等，均具有較好的藥用價值。動物藥理實驗結果證明，玉米鬚煎劑給麻醉犬靜脈注射，有明顯的降血壓作用。現代醫學研究還發現，玉米鬚對人或家兔均有利尿作

用，可增加氯化物排出量，即可促進機體鈉的排出量，但作用較弱。對於急性腎炎患者伴血壓升高的患者來說，應用玉米鬚利尿降壓是安全的、溫和的、有效的，經常飲用其茶劑，效果穩定，值得推廣。

5 車前

車前，即車前草，為車前科草本植物車前及平車前的全株。車前草性寒，味甘，具有清熱利尿、明目、祛痰、通淋消腫等功效，適用於腎性水腫、小便不利、淋證等。現代醫學研究表明，車前全草含桃葉珊瑚苷、車前苷、熊果酸、6-穀甾醇、棕櫚酸、β穀甾醇酯以及維生素B_1、維生素C等活性成分。現代藥理實驗及臨床觀察資料表明，車前可使體內氯化鈉、尿素、尿酸排出增多而利尿作用顯著。對於腎炎患者來說，車前草乾品用量10克，鮮品加倍。

6 荷葉

荷葉，為睡蓮科水生草本植物蓮的乾燥葉或新鮮葉。荷葉性平，味苦澀，有消暑利濕、升發清陽等功效，可治水腫等病症。有資料報導，荷葉適用於急性腎炎患者，煎水代茶飲，有消水腫、利小便作用。

7 澤瀉

澤瀉為澤瀉科沼澤植物澤瀉的塊莖。現代藥理研究表明，澤瀉含澤瀉醇及其乙酸脂等三萜類，另含揮發油、生物鹼、樹脂、

天門冬素等。澤瀉煎劑和浸膏對人和多種動物均有利尿作用，使尿量、尿中鈉、氯、鉀和尿素的排泄量增加。澤瀉的幼莖、嫩葉可食用，在民間有「如意菜」的美稱。有報導，每100克鮮澤瀉塊莖，含鉀量可達147.5毫克，為本品的利尿作用提供了科學佐證。植物生態學提示，冬季採集正品其利尿效果最佳，春季者次之。對於慢性腎炎（或伴急性發作）者來說，當其兼有高血壓病、高血脂症、脂肪肝等病症時，運用澤瀉或澤瀉的幼莖、嫩葉食療防治是適宜的。

8 白茅根

白茅根，為禾本科草本植物白茅的根莖。白茅根性寒，味甘，能涼血止血，清熱利尿，用治於熱淋、小便不利、水腫等。中醫認為，白茅根可用於急性腎炎，可產生利水消腫的作用。現代藥理實驗研究表明，白茅根水浸劑對正常動物有利尿作用，其有效成分可能主要為鉀鹽。在臨證運用中，可單用或配伍其他具清熱利尿作用的食藥兼用之品。

9 益母草

益母草，為唇形科草本植物益母草的全草。益母草性微寒，味辛、苦，具有活血調經、利水消腫等功效。現代藥理研究表明，本品含益母草鹼、水蘇鹼、芸香苷和多量氯化鉀等成分。研究報告表明，益母草鹼能擴張溫血動物血管；並可增加動物冠脈流量，降低冠脈阻力，對實驗性心肌梗死有某些保護作用。現代臨床運用益母草治療急性腎炎，獲得較好療效。治療中，用

益母草乾品90～120克，或鮮草180～240克，加水700CC，煎至300CC，分2～3次服用，同時結合常規處理，觀察 80例，均治癒，最快5日，最長36日。

10熟地黃

　　熟地黃，即熟地，為玄參科草本植物地黃的根莖，經加工蒸曬而成。熟地黃性微溫，味甘，具有滋補腎陰、益精養血、填髓補腦等功效，適用於腎陰虧虛、精血不足、陽痿、早洩、遺精、更年期綜合症、高血壓病、高血脂症、冠心病、貧血、慢性腎炎、慢性肝炎、腎病綜合症、白細胞減少等。現代醫藥學研究表明，熟地黃主含 β 穀固醇與甘露醇及少量豆固醇，還含微量菜油固醇；熟地黃含梓醇、地黃素、生物鹼、多種糖類（如葡萄糖、蔗糖、果糖、半乳糖、水蘇糖、甘露三糖、毛蕊花糖、棉子糖等）、多種胺基酸；熟地黃還含有胡蘿蔔苷以及含有包括鐵、鋅、錳、鉻微量元素在內的20多種元素，並含有磷酸等成分。現代醫學研究表明，熟地可促進血虛動物紅細胞、血紅蛋白的恢復，加快CFUS、CFUE的增殖、分化，具有顯著的「生血」作用。現代研究表明，地黃水煎浸膏劑可明顯增加小鼠心肌營養性血流量。且口服熟地煎劑後，可以使大鼠降壓並改善腎功能。藥理實驗研究結果表明，熟地黃可促進腎臟對體內代謝產物尿素進行排泄。在慢性腎炎（或其伴急性發作）者的熟地食療運用中，要注意地黃屬滋膩之品，久服易於膩膈，平時消化不良、腹瀉及胸悶腹脹者更不宜服用。

11 冬蟲夏草

　　冬蟲夏草為麥角菌科植物冬蟲草菌的子座及其寄生主蝙蝠蛾科昆蟲綠蝙蝠蛾幼蟲的屍體。現代研究表明，冬蟲夏草治療慢性腎功能衰竭，近期療效良好，遠期發現可延緩進展，使惡化緩慢。治療後必需胺基酸較治療前明顯升高，非必需胺基酸明顯下降。且天然蟲草與人工蟲草均可改善腎功能，改善貧血，提高細胞免疫水準。

12 黃耆

　　黃耆為豆科草本植物黃耆或內蒙黃耆等的乾燥根。黃耆性微溫，味甘。生用，有益衛固表、利水消腫等功效；炙用，可補中益氣。我國歷代醫家十分重視黃耆的補虛益氣，利尿消腫作用。黃耆含蔗糖、葡萄糖醛酸、黏液質、數種胺基酸、苦味素、膽鹼、葉酸等活性成分。現代藥理研究表明，黃耆有利尿作用，健康人口服黃耆煎劑亦有利尿及鈉排出增加。值得重視的是，黃耆對實驗性腎炎有明顯防治作用，有報導資料，大鼠於注射「兔抗鼠腎血清」以產生血清性腎炎前三日開始每日服黃耆粉4～5克，注射血清3日後尿蛋白定量顯著低於對照組，病理切片亦證明腎臟病變減輕。而每日服黃耆粉 0.8克或2克則無效。對注射氯化高汞引起的大鼠蛋白尿症，口服黃耆粉能加快其恢復到原水準。但服藥組動物體重較對照組顯著減輕。大鼠口服黃耆粉均可降低生理性尿蛋白排泄，用黃耆煎煮的濃縮汁則無效。服藥期間尿量並無明顯增加。由此可見，藥食兼用之品的黃耆適用於急、慢性腎炎者。現代醫學研究還發現，黃耆有明顯擴外周血管、腦血管和

腸血管、腎血管作用，並能改善微循環，增加毛細血管抵抗力，降低毛細血管脆性和通透性。對急、慢性腎炎患者來說，黃耆是標本兼治的妙品。

13 黨參

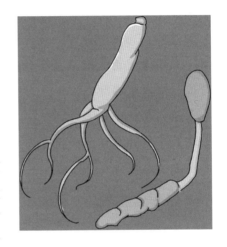

　　黨參為桔梗科草本植物黨參及同屬多種植物（素花黨參或川黨參）的乾燥根。黨參性微溫，味甘，具有補氣益血、補脾肺、益心智等功效，多用於一般虛證，如主要是脾肺氣虛所致的病症。本品不膩不燥，不僅可補脾胃，而且還補肺氣。急性腎炎患者多伴有脾胃虛弱、體倦乏力、食少便溏、咳嗽氣促等病症，在食物療法中運用黨參補中益氣，可增強機體抗病能力。現代醫學研究表明，黨參含有皂苷、蛋白質、蔗糖、菊糖、生物鹼以及維生素B_1、維生素B_2等活性成分，對神經系統有興奮作用，能增強機體抵抗力；能使家兔紅細胞及血紅蛋白增加；還能使周圍血管擴張而降低血壓，並能抑制腎上腺的升壓作用。以上所列急性腎炎常用藥物也可供慢性腎炎、腎病綜合症患者選用。

（三）腎病患者的藥膳驗方

1 白茯苓白米粥

［**組成**］白茯苓粉30克，白米60克。

［**製法**］白米淘洗乾淨，放入沙鍋，加適量水，大火煮沸後，改用小火煨煮至白米酥爛呈稀稠狀，調入白茯苓粉，邊調邊拌，攪勻後，煨煮至沸即成。

［**食法**］早晚分食。

［**功效**］健脾益胃，利濕消腫。

［**主治**］急性腎炎浮腫者。

2 車前葉蔥白粥

［**組成**］新鮮車前葉50克，蔥白5克，白米60克。

［**製法**］車前葉、蔥白分別洗淨，切碎或切成碎小段，同放入沙鍋，加適量水，大火煮沸，改用中火煎煮15分鐘，用潔淨紗布過濾，去渣，取汁待用。白米淘洗乾淨，放入沙鍋，加適量水，大火煮沸後，改用中火煨煮成稠粥，粥將成時，調入車前葉蔥白煎汁，拌和均勻即成。

［**食法**］早晚趁熱分食。

［**功效**］清熱解毒，利水通淋。

［**主治**］急性腎炎水腫、少尿或泌尿系感染，小便不利等。

3 利水消腫湯

[**組成**]鮮冬瓜皮150克，鮮白茅根150克，鮮西瓜皮100克，鮮玉米鬚100克，紅豆100克。

[**製法**]紅豆揀去雜質，淘淨後，放入沙鍋，加水足量浸泡2小時。冬瓜皮、西瓜皮、白茅根、玉米鬚分別洗淨，切碎或切成碎小段，同放入沙鍋，大火煮沸，改用小火煨煮1小時，用潔淨紗布過濾，去渣，取汁盛入容器即成。

[**食法**]當飲料，分3次趁熱飲用。

[**功效**]清熱涼血，利水消腫。

[**主治**]急性腎炎初期以及泌尿系感染等病症。

4 茯苓鯉魚湯

[**組成**]鯉魚1條（約250克），茯苓片10克，蔥段、生薑片各適量。

[**製法**]鯉魚宰殺，去鱗、鰓及內臟，並將茯苓片納入魚腹中，用細線扎好，放入沙鍋，加適量水，再放入蔥段、生薑片，大火煮沸後，改用小火煨煮至鯉魚熟爛如酥，揀去蔥段、生薑片即成。

[**食法**]當菜佐餐，隨意食用。

[**功效**]補氣健脾，利水消腫。

[**主治**]急、慢性腎炎及腎病綜合症，對伴有水腫、少尿、低蛋白血症尤為適宜。

5 玉米鬚燉蚌肉

[**組成**] 玉米鬚50克（鮮品100克），蚌肉150克，蔥花、生薑末各適量。

[**製法**] 玉米鬚揀去雜質，洗淨，切成小段或碎小段，放入紗布袋，扎緊袋口，備用。蚌肉洗淨，棄去鰓，切成片狀，與玉米鬚袋同放入沙鍋，加水適量，大火煮沸，放入蔥花、生薑末，拌勻，改用小火繼續煨燉1小時，取出玉米鬚袋，濾盡汁液即成。

[**食法**] 當湯佐餐，隨意食用，當日吃完。

[**功效**] 清熱滋陰，利尿降壓。

[**主治**] 急性腎炎恢復期。

6 桑白皮紅豆鯽魚湯

[**組成**] 桑白皮30克，紅豆60克，鯽魚1條（約150克），陳皮5克，生薑適量。

[**製法**] 鯽魚宰殺，去鱗、鰓及內臟，洗淨。桑白皮、陳皮分別洗淨，切碎，同放入紗布袋，扎口。生薑洗淨，切片。紅豆淘洗乾淨，與桑白皮、陳皮藥袋同放入沙鍋，加水適量，大火煮沸，改用小火煨煮15分鐘，放入鯽魚、生薑片，改用中火煨煮10分鐘，取出藥袋，濾盡汁液即成。

[**食法**] 當菜佐餐，隨意食用，當日吃完。

[**功效**] 清熱利濕，疏風消腫。

[**主治**] 風熱犯肺型急性腎炎，見有眼瞼水腫、繼則四肢及全身皆腫，肢體沉重，伴惡風發熱、咳嗽喘息、小便短少、舌質紅、苔薄白、脈浮數等。

7 二皮紅豆湯

[**組成**] 冬瓜皮50克，西瓜皮50克，鮮白茅根100克，鮮玉米鬚50克，紅豆100克。

[**製法**] 紅豆揀去雜質，洗淨，放入沙鍋，加適量溫水，浸泡2小時。冬瓜皮、西瓜皮、白茅根、玉米鬚分別洗淨，切碎或切成碎小段，一同放入浸泡紅豆的沙鍋內，視需要再加適量清水。大火煮沸，改用中火煎煮20分鐘，用潔淨紗布過濾，去渣，取汁即成。

[**食法**] 早中晚趁熱分服。

[**功效**] 利水消腫，健脾祛濕。

[**主治**] 濕熱蘊結型急性腎炎，見有小便不利，全身水腫等。

8 清暑利尿湯

[**組成**] 百合20克，山楂15克，鮮荷葉30克，綠豆50克，白糖15克。

[**製法**] 百合、山楂分別洗淨，百合掰開，山楂切片，備用。鮮荷葉洗淨，切成小片狀，裝入紗布袋，扎緊袋口，與淘淨的綠豆同放入沙鍋，加水足量，大火煮沸，改用小火煨煮30分鐘，取出荷葉藥袋，濾盡汁液，放入百合、山楂，繼續用小火煨煮30分鐘，調入白糖，拌勻即成。

[**食法**] 分3次飲用，當日吃完。

[**功效**] 滋陰補腎，益顏補氣。

[**主治**] 肝腎陰虛型急性腎炎。

9 參棗米飯

[**組成**] 黨參10克，紅棗10枚，糯米150克，白糖20克。

[**製法**] 黨參、紅棗分別揀去雜質，洗淨，黨參切成片，紅棗去核，與淘洗乾淨的糯米同放入鍋中，加水適量，大火煮沸後，按常法煨煮成米飯，服食時，可視需要加白糖適量。

[**食法**] 當主食，中晚餐食用。黨參片可嚼食咽下。

[**功效**] 健脾益氣。

[**主治**] 肺腎氣虛型慢性腎炎，見有體虛氣弱、倦怠乏力、心悸失眠、食慾不振、肢體浮腫等。

10 芡實黨參腰湯

[**組成**] 芡實30克，黨參20克，豬腎1個。

[**製法**] 芡實、黨參分別擇洗乾淨，芡實敲碎，黨參切成片，備用。豬腎洗淨，除去白色臊腺，用斜紋刀交叉剖切成腰花條，與芡實、黨參同放入沙鍋，加水適量，大火煮沸，改用小火煨煮40分鐘，待豬腰花熟爛，湯汁呈稀黏狀即成。

[**食法**] 當菜佐餐，隨意食用，芡實、黨參片可一併嚼食咽下。

[**功效**] 益氣養陰。

[**主治**] 脾腎陽虛型慢性腎炎，見有頭暈耳鳴、腰膝酸軟、口渴喜熱飲、食少乏力、手足心熱等。

11 黃耆猴頭湯

[**組成**] 猴頭菇150克，黃耆30克，嫩雞肉250克，蔥白20克，低鈉鹽2克，胡椒粉3克，黃酒10克，小白菜心100克，鮮湯750克，

植物油15克。

[**製法**] 猴頭菇沖洗後用溫水發脹，約30分鐘後撈出，修去木質部分，切成薄片。雞肉洗淨，切成寸長細條。黃耆切薄片。鍋熱下植物油，投入黃耆、蔥、生薑、雞塊煸炒，再加入低鈉鹽、黃酒和少量鮮湯，再煨約半小時，撒入胡椒粉調勻，撈出雞塊和猴頭菇片，裝入盤中，用湯燙一下小白菜心，略煮片刻，連湯澆在盤上即成。

[**食法**] 佐餐食用。

[**功效**] 溫中益氣，補精添髓。

[**主治**] 糖尿病腎病等。

12 地黃甜雞

[**組成**] 生地黃30克，母雞1隻（約1000克），紅棗15枚，白糖15克。

[**製法**] 生地黃洗淨，晾乾，切成0.5公分見方的小粒，放入碗中，加入白糖拌勻，備用。紅棗洗淨，放溫開水中泡軟，去核，待用。母雞宰殺後，去毛、爪及內臟，洗淨後由背部頸骨剖至尾部，沖去血水，入沸水鍋內焯透，撈出，放入冷水中過涼，將拌糖的地黃粒納入雞腹，將雞腹朝下，置入蒸罐內，放入紅棗肉，加清水適量（以淹沒母雞為度），合上蓋，封口，入籠屜，用大火蒸2小時即成。

[**食法**] 當菜佐餐，隨意食用。地黃、紅棗也一併嚼食咽下。

[**功效**] 滋補肝腎，涼血止血。

[**主治**] 肝腎陰虛型慢性腎炎，以血尿、蛋白尿為主，伴腰膝酸軟、頭暈耳鳴、心煩失眠等。

13 黨參玉竹母雞湯

[**組成**] 黨參30克，玉竹15克，母雞1隻（約1000克），蔥段、生薑片、黃酒各適量。

[**製法**] 黨參、玉竹分別揀去雜質，洗淨，切成片，同放入沙鍋，加水浸泡片刻。母雞宰殺，去毛及內臟，入沸水鍋焯透，撈出，轉入沙鍋，按需要加水淹沒母雞為準，大火煮沸，烹入黃酒，加蔥段、生薑片，改用小火煨煮1小時，待雞肉熟爛，湯汁濃香即成。

[**食法**] 當菜佐餐，隨意食用，黨參、玉竹片亦可嚼食咽下。

[**功效**] 益氣養陰，健脾利尿。

[**主治**] 氣陰兩虛型慢性腎炎，見有水腫反覆發作，而伴面色無華、體倦乏力、少氣懶言、食少、便溏等。

14 排骨茯苓湯

[**組成**] 豬（或羊、牛）肋排500克，茯苓粉30克，熟火腿15克，蔥段、生薑片、黃酒、低鈉鹽各適量。

[**製法**] 熟火腿切片，備用。肋排洗淨，斬成3公分長的小段，入沸水鍋中焯透，撈出，冷水沖洗後，放入沙鍋，加水適量，大火煮沸，烹入黃酒，加蔥段、生薑片及火腿片，改用小火煨煮40分鐘，待排骨熟爛，調入茯苓粉，加少許低鈉鹽，拌勻，再用小火煨煮至沸即成。

[**食法**] 當菜佐餐，隨意食用。

[**功效**] 健脾開胃，生精補鈣，祛濕利尿。

[**主治**] 腎病綜合症，見有水腫、食慾不振等。

15 耆紅燉鱸魚

[**組成**] 北耆30克，紅棗15枚，鱸魚1條（約250克），黃酒、蔥花、生薑末、食醋各適量。

[**製法**] 北耆、紅棗分別揀去雜質，洗乾淨，北耆切成片，紅棗去核，備用。鱸魚宰殺，去鱗、鰓及內臟，洗淨，將北耆片、紅棗納入魚腹，用細線扎一下，放入沙鍋，加適量水，大火煮沸，烹入黃酒，加蔥花、生薑末及少許食醋，改用小火煨燉1小時，待鱸魚肉熟爛酥香，即成。

[**食法**] 當湯佐餐，隨意食用。北耆片、紅棗可嚼食。

[**功效**] 滋補脾腎，溫中利水。

[**主治**] 水濕浸漬型腎病綜合症及慢性腎炎，證屬脾腎兩虛者、面色蒼白、精神倦怠、納差腹脹、腰酸腰痛、全身浮腫且腰以下為甚、按之沒指、大便溏薄、小便短少等。

16 黃耆蒸鵪鶉

[**組成**] 鵪鶉2隻，黃耆30克，蔥段、生薑片、黃酒、低鈉鹽各適量。

[**製法**] 黃耆揀去雜質，洗淨，切成片，備用。鵪鶉宰殺，去毛、爪及腸雜，洗淨，將黃耆片納入腹中，用線扎一下，放入蒸碗內，加蔥段、生薑片、黃酒及少許低鈉鹽和適量清水，入籠屜，用大火蒸30分鐘即成。

[**食法**] 當菜佐餐，隨意食用。黃耆片亦可嚼食。

[**功效**] 補肺健脾，利水消腫。

[**主治**] 肺脾氣虛型腎病綜合症及慢性腎炎，見有水腫、泄瀉、

小便不利、蛋白尿等。

17 菟絲子木耳腰花湯

[**組成**]豬腎1對，水發黑木耳30克，菟絲子15克，蔥花、生薑末、黃酒、鮮湯、低鈉鹽各適量。

[**製法**]菟絲子揀去雜質，洗淨，放入碗中，加清水浸泡；水發黑木耳撕成小朵狀，洗淨，備用。將豬腎的包膜剝去，剖開後，去臊腺，洗淨後，用快刀按菱形紋切成腰花狀，入沸水鍋焯一下，呈捲曲的腰花，撈出，冷水中過涼。將豬腰花、黑木耳、菟絲子同放入沙鍋，加水適量，大火煮沸，烹入黃酒，加蔥花、生薑末，改用小火煨煮30分鐘，待腰花熟爛，加低鈉鹽少許，拌勻即成。

[**食法**]當湯佐餐，隨意食用。

[**功效**]健脾益氣，益腎強筋。

[**主治**]脾腎陽虛型腎病綜合症，見有腰痛酸軟、耳聾耳鳴、盜汗遺精等。

18 豆芽車前蘑菇湯

[**組成**]黃豆芽250克，鮮蘑菇50克，鮮車前草100克（乾品50克），麻油、青蒜末、低鈉鹽各適量。

[**製法**]黃豆芽、鮮蘑菇分別揀洗乾淨，黃豆芽去根，鮮蘑菇切片，用清水沖洗，待用。鮮車前草揀去雜質，連根洗淨，切段後放入沙鍋，加適量水，煮沸後，改用小火煨煮30分鐘，用潔淨紗布過濾，去渣，取汁回入沙鍋，加入黃豆芽、蘑菇片，用中火煨

煮15分鐘，撒入青蒜末，加少許低鈉鹽，淋入麻油，拌勻即成。

[**食法**] 當菜佐餐，隨意食用。

[**功效**] 清熱解毒，利濕消腫。

[**主治**] 急性泌尿系感染伴水腫等。

19 紅豆花生茅根湯

[**組成**] 連衣花生仁30克，鮮白茅根100克，紅豆60克，紅棗10枚，白糖20克。

[**製法**] 白茅根揀去雜質，洗淨，切成碎小段，放入紗布袋，扎緊袋口，待用。連衣花生仁、紅豆、紅棗分別洗淨，紅棗去核，同放入沙鍋，加水浸泡片刻，大火煮沸，改用小火煨煮30分鐘，放入白茅根碎小段袋，繼續用小火煨煮至紅豆酥爛，取出紗布袋，濾盡汁液，調拌入白糖，混合均勻即成。

[**食法**] 早晚趁溫分服。

[**功效**] 清熱消腫，涼血止血。

[**主治**] 慢性腎盂腎炎，伴血尿、貧血等。

20 核桃薏仁蒸仔雞

[**組成**] 仔雞1隻（約500克），核桃仁60克，雞內金15克，薏仁30克，紅棗10枚，黃酒、蔥花、薑末、麻油各適量。

[**製法**] 雞內金揀去雜質，烘乾後研成細末；核桃仁擇洗乾淨，切成片；薏仁擇洗乾淨，備用。仔雞宰殺，去毛、爪及內臟，洗淨，入沸水鍋焯透，撈出，冷水中過涼，將薏仁、核桃仁片納入雞腹中，用細線扎一下，放入蒸盆內，腹面向上，放上洗淨去核

的紅棗肉，加黃酒、蔥花、生薑末，撒上雞內金細末，淋入麻油，並加適量清水，合上蓋，入籠屜，用大火蒸1小時即成。

[食法] 當菜佐餐，隨意食用。

[功效] 滋補肝腎，溶石排石。

[主治] 脾腎虧虛型泌尿系結石，見有腰腹絞痛，伴血尿、尿頻、尿急或發熱、惡寒、排尿困難或尿流中斷等。

21 茅根銀花蒲公英粥

[組成] 白茅根100克（乾品50克），蒲公英60克（乾品30克），金銀花30克，白米60克。

[製法] 白茅根、蒲公英、金銀花分別揀去雜質，洗淨，切碎或切成碎小段，同放入沙鍋，加水浸泡片刻，用大火煮沸後，改用小火煎煮30分鐘，用潔淨紗布過濾，去渣，取汁回入沙鍋，濃縮至200CC，倒入碗中，待用。白米淘洗乾淨，放入沙鍋，加水適量，按常法用中火熬煮成稠粥，調入白茅根、蒲公英、金銀花煎汁，邊調拌，邊煨煮，混合均勻即成。

[食法] 早晚趁熱分食。

[功效] 清熱解毒，涼血止血。

[主治] 急性濕熱蘊結型腎盂腎炎，見有水腫、腰痛、尿頻、尿急、尿痛等。

22 魚腥草拌萵苣

[組成] 鮮魚腥草150克，萵苣500克，蔥花、生薑末、醬油、食醋、雞精粉、麻油、低鈉鹽各適量。

［**製法**］魚腥草揀去雜質，洗淨，切齊後入沸水鍋焯一下，撈出，冷開水中過涼，切成3公分長的小段，放入碗中，加少許低鈉鹽拌揉，醃漬一下。萵苣刨去外皮，棄葉，洗淨後，切成萵苣絲，用少許低鈉鹽拌醃一下，瀝去汁液，齊放入盤中，上面鋪上魚腥草段，加蔥花、生薑末、醬油、食醋、雞精粉，稍拌，淋入麻油即成。

［**食法**］當菜佐餐，隨意食用。

［**功效**］清熱解毒，利濕通淋。

［**主治**］濕熱蘊結型泌尿系感染，見有膀胱濕熱刺痛、小便熱痛、色黃而少等。

23 蝦皮茅根黃瓜湯

［**組成**］蝦皮50克，鮮白茅根60克（乾品30克），黃瓜150克，生薑末、蔥花、醬油、鮮湯、低鈉鹽各適量。

［**製法**］蝦皮用溫水泡發，揀去雜質後洗淨，放入蒸碗中，加蔥花、生薑末、鮮湯，入籠屜，用大火蒸10分鐘，取下，待用。白茅根洗淨，切碎，放入紗布袋，扎緊袋口，放入沙鍋，加水用中火煎煮20分鐘，取出紗布袋，濾盡汁液，加入洗淨後切成小段的黃瓜，大火煮沸後，倒入蒸熟的蝦皮，並加入適量鮮湯及少許醬油、低鈉鹽，拌勻，再煮至沸即成。

［**食法**］當菜佐餐，隨意食用。

［**功效**］清熱通淋，利尿除濕。

［**主治**］脾腎兩虛型泌尿系感染，見有尿頻、尿急、尿痛、口乾口苦、咽喉腫痛、煩渴欲飲等。

24 冬蟲夏草燉仔雞

[**組成**] 紅棗10枚，冬蟲夏草3克，仔雞1隻（約500克），冰糖屑10克。

[**製法**] 紅棗、冬蟲夏草分別揀去雜質，洗淨，紅棗去核，蟲草放入酒中浸泡片刻。仔雞宰殺，去毛、爪及內臟，洗淨，入沸水鍋中焯透，撈出，冷水中過涼，將紅棗、蟲草（切成段）納入雞腹，用細線扎一下，並將仔雞放入蒸盆，雞腹向上，加水適量，並撒上冰糖屑，上籠，用大火蒸1小時即成。

[**食法**] 當菜佐餐，隨意食用。蟲草段可一併嚼食咽下。

[**功效**] 補氣養血，固腎健脾。

[**主治**] 慢性脾腎兩虛型腎盂腎炎，見有腰部酸軟疼痛、神疲乏力等。

25 綠豆葫蘆二皮粥

[**組成**] 綠豆100克，葫蘆殼50克，冬瓜皮50克，西瓜皮50克。

[**製法**] 綠豆淘洗淨，備用。葫蘆殼、冬瓜皮、西瓜皮分別洗淨，切碎或切成碎小塊，同放入沙鍋，加適量水，用大火煮沸，改用小火煨煮20分鐘，用潔淨紗布過濾，去渣，取汁待用。綠豆放入沙鍋，加水適量，大火煮沸後，改用中火煨煮至綠豆酥爛，調入葫蘆二皮煎汁，拌勻即成。

[**食法**] 分3次食用，當日吃完。

[**功效**] 通利水道，潤澤排石。

[**主治**] 泌尿系結石。

26 核桃薏仁蒸仔雞

[**組成**] 仔雞1隻（約500克），核桃仁60克，雞內金15克，薏仁30克，紅棗10枚，黃酒、蔥花、薑末、麻油各適量。

[**製法**] 雞內金揀去雜質，烘乾後研成細末；核桃仁擇洗乾淨，切成片；薏仁擇洗乾淨，備用。仔雞宰殺，去毛、爪及內臟，洗淨，入沸水鍋焯透，撈出，冷水中過涼，將薏仁、核桃仁片納入雞腹中，用細線扎好，放入蒸盆內，腹面向上，放上洗淨去核的紅棗肉，加黃酒、蔥花、生薑末，撒上雞內金細末，淋入麻油，並加適量清水，合上蓋，入籠屜，用大火蒸1小時即成。

[**食法**] 當菜佐餐，隨意食用。

[**功效**] 滋補肝腎，溶石排石。

[**主治**] 脾腎虧虛型泌尿系結石，見有腰腹絞痛，伴血尿、尿頻、尿急或發熱、惡寒、排尿困難或尿流中斷等。

PART 5
運動療法

 醫生的話

　　運動療法是以醫學和體育科學為理論依據，根據疾病的特點和患者的功能情況，選用合適的動靜結合的運動方法，採取適當的運動量，以治療疾病和康復身體為目的的方法。運動療法需要患者積極主動地參與，並認真堅持才能取得相應的效果。採用運動療法，既有積極鍛鍊的效果，又有強烈的精神因素的影響。這種治療方法可以明顯改善患者對疾病悲觀失望的情緒，這是其他治療方法無可比擬的。運動療法是一種全身治療，透過肌肉運動對局部組織器官發揮鍛鍊作用，同時也對全身臟器產生積極的影響，促進疾病的痊癒。

（一）適度運動對腎病患者有益

　　許多慢性腎病患者不瞭解得了腎病還能不能運動？並常常會從醫生、家人或親朋好友那裡得到這樣的忠告：「一定要注意休息！」「千萬不要累著！」於是，腎病患者理所當然地休息起來，不敢做一點運動，其實得了腎病仍需要運動。那麼腎病與運動的關係是怎樣的呢？對此，醫學專家認為，過分依賴休息的生

活方式對於慢性腎病患者的康復弊多利少。

保持運動習慣可以增強機體抵抗外界致病因素的侵襲的能力，增強機體自身的生命力。沒病的人透過運動能夠增進健康，有病的人透過運動能夠促進康復。對於腎病患者來說，積極地參加運動和鍛鍊，有助於腎病的康復和治療。從病理角度來看，無論哪種腎病，都存在著程度不等的血液循環障礙，表現為血液黏稠度增大、血流緩慢、腎臟血流量減少等，這些都可能加重腎臟損傷。而適度的運動可以改善機體的血液循環，有利於病變腎臟的修復。

針對有些人擔心運動鍛鍊會加重腎病患者的症狀、體徵和化驗指標的情況，專家說，這種擔心不是沒有道理的。尤其是運動性蛋白尿患者，往往在運動後出現蛋白尿，而在臥床休息時完全正常。可是，我們不可能想像一個人為了保持尿蛋白化驗結果陰性而一輩子臥床不起，正確的做法是以積極的態度進行治療，以適度的運動鍛鍊配合治療，這樣才有利於病體的康復。

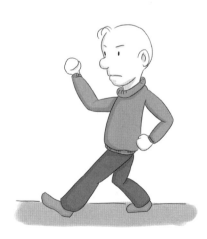

那麼，得了腎病，採取什麼樣的運動方式比較合適呢？中醫認為，聯繫人體五臟的足六經脈都起源於腳底。固定走路鍛鍊無異於進行持久的足底按摩，這種方法能夠激發五臟六腑的內在活力，使呼吸系統、消化系統、循環系統以及內分泌系統的功能得到加強，從而增強人體體質。當然，慢性腎病患者的走路鍛鍊強

度要量力而行。體質差的可緩行，時間短些；體質強的可疾走，時間可長些。或漫步於公園，或疾行於林間等。持之以恆，定能獲益。

生命在於運動。腎病患者適當地進行運動鍛鍊，對於疾病的治療和恢復大有裨益。常常見有的患者因怕勞累過度而疏於鍛鍊或不敢鍛鍊，長期臥床休息，精神壓抑。這樣不利於疾病的痊癒，也不利於治療的效果。相反，應當正視疾病，做一些適宜的運動，如打太極拳、散散步等自己喜歡而又不給患病機體造成損害的運動。

腎病患者大多都被限制攝入高蛋白食物，對於飲食方面的營養補充也存在一些問題，如精神壓力及本身經濟條件的限制，食慾不振等因素，使得機體各方面比較虛弱，容易引起感冒、胃腸道感染等。如果進行適當的運動鍛鍊，不僅可以增強機體的抗病能力，保持一種愉快的心情，而且在一定程度上增加進食量，對於營養不良，缺乏蛋白質引起的肌肉萎縮，也有一定的改善。

腎臟病有不同程度的心衰，對患者的危害很大，如伴發高血壓、貧血那就更嚴重了。控制血壓的一種方法是進行長期適當的運動鍛鍊，促使患者的體重下降，以便更好地控制血壓，同時也鍛鍊了心臟的功能；貧血也可以透過運動得到一定的改善，運動可以發揮提升血紅素的作用。目前，在臨床上，重組人紅細胞生成素已廣泛用於治療腎性貧血。

對於進行長期透析者來說，由於活性維生素D的缺乏，會引起腎性骨病。食物補充維生素D，由於轉化成活性維生素D的酶被抑制，不能被機體利用；補充活性維生素藥劑，有併發高血鈣症的不利因素。可以多在戶外運動，進行日光浴，經光化學合成作

用形成具有天然活性的維生素D，來改善腎性骨病的發病率。

皮膚瘙癢對於腎衰患者是比較常見的，特別是老年人，皮膚老化、皮脂腺、汗腺功能下降，使皮膚乾燥、瘙癢更是常見。防止皮膚瘙癢一是充分透析，適當洗澡，忌食對皮膚有刺激性的食物；二是做適當的運動鍛鍊，運動時以皮膚稍稍出汗為宜，再加皮膚按摩，促進血液循環，對防治皮膚瘙癢有一定的積極作用。

但是，運動過度可使人疲勞，反降低人體抵抗力，誘發感冒發生，或加重腎病病情。因此，對於腎病患者來說，掌握好運動的度非常重要。腎病患者在病情穩定期可參加一些輕鬆的體育鍛鍊，要選擇適合自己的鍛鍊方式。時間的長短應根據自己的情況而定，一般以不覺疲勞為準。但在病變活動期，如血尿、蛋白尿明顯，血沉增快，浮腫明顯，血壓增高，因感冒而有發燒，腎功能有損害時，應暫停鍛鍊，待病變消除、身體恢復後再開始鍛鍊。

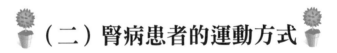

（二）腎病患者的運動方式

運動鍛鍊的方式多種多樣，包括床上運動、室內運動、戶外散步、跑步、騎自行車、做各類健身操、太極拳、八段錦、五禽戲等。患者可根據具體病情，按循序漸進、逐步增加運動量的原則，酌情安排。腎病患者應以耗能較小，對環境條件要求較低的運動方式為宜。

1 散步

　　散步這種運動非常適合於腎病體力較弱或年齡較大的患者。散步宜緩不宜急，緩步而行，全身放鬆，手臂自然擺動，手腳合拍，呼吸和諧，心怡神悅。散步不拘形式，宜以個人體力而定速度快慢，時間之長短。隨其自然，不宜強為。應以勞而不倦，見微汗為度。散步應選擇無污染、無毒的場地，不要到陰冷偏僻之地去散步，那裡可能常有腐穢不潔之物釋放出有毒氣體，吸入體內，會引起中毒，損害健康。選擇空氣清新之地散步，對人體才有好處。

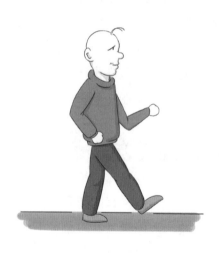

　　散步時背要直，肩要平，精神飽滿，抬頭挺胸，目視前方，步履輕鬆，猶如閒庭信步，精神從容和緩，在不知不覺中，起到舒筋活絡，行氣活血，安神寧心，增強體質，延年益壽之效。散步速度一般分為緩步、快步、逍遙步三種。老年人以緩步為好，緩步為步履緩慢，行步穩健，每分鐘行60～70步，可使人穩定情緒，消除疲勞，亦有健胃助消化之功效。快步每分鐘約行走120步，這種散步輕鬆愉快，久久行之，可振奮精神，興奮大腦，使下肢矯健有力，適合於中老年體質較好者。散步時且走且停，時快時慢，行走一段，稍事休息，繼而再走，或快走一程，再緩步一段。這種走走停停，快慢相間的逍遙步，則適合於病後

恢復期內的患者及體弱者。

　　總之，散步需要循序漸進，堅持下去。一般宜選擇空氣清新、環境安靜的場所進行步行鍛鍊，每日早晚各1次，每次1小時左右。冬春季節則不要在風口和高層樓下步行，以免受感風寒，發生上呼吸道感染，誘發腎病加重。邊散步邊做彎腰舒展操，每次30分鐘，7次為1個療程，本法可用作輔助療法。

2 八段錦

　　八段錦是我國傳統的健身運動項目，起源於宋代，距今有八百多年歷史。八段錦以上肢運動為主，同時有少量軀幹運動和頭頸運動，特點是能加強四肢力量，使胸部肌肉發達，有助於防治脊柱後凸和圓背等，很適合老年人。八段錦的優點能加強臂力和下肢肌力，增強胸部肌肉，調理內臟，並有助於矯正兩肩內收、圓背和脊柱後突等不良姿態。八段錦是一套全身運動鍛鍊方法，和其他運動鍛鍊一樣，有增進血液循環，提高抗病能力，調節內臟器官功能等良好作用。八段錦用力的練法，運動量比簡化太極拳稍大；不用力的練法則比簡化太極拳運動量稍小，適宜於體力中等和體弱的中老年人練習，也適合於腎炎等慢性病患者練習。八段錦的每一個動作，都有一定的針對性，練習時可以根據練習者自己的情況各取所需。

　　練八段錦取坐位或站位兩種姿勢，可根據自己的體力條件來選擇，但儘量採用站式為好。八段動作近似現代的徒手體操，易學、易練，但需掌握要領。八段錦也是從導引發展而來的，所以不是簡單的肢體活動，也必須結合意念和呼吸活動來鍛鍊。八段錦的意念活動除做動作時要集中思想，排除雜念外，還要想著動

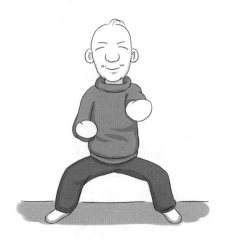

作的要領。例如，左右開弓似射鵰，就要似拉弓一樣暗暗用力，射鵰時眼必須跟著所射的方向，左右轉動而全神貫注。又如攢拳怒目增氣力，兩手握拳用力向前方或側方打出，同時兩眼要怒視兩拳打出的方向。其他各節也都類似，都必須貫穿一個意字。呼吸也要求做到氣沉丹田，一般伸展、用力時吸氣；收回、放鬆時呼氣。總之，配合動作，一呼一吸。八段錦共有8節動作，動作簡單，易學，保持每天練習，既可強身健體，延年益壽，又可防治慢性疾病。八段錦近似徒手體操，所以一般以完成每節動作的次數多少來調節。八段錦每天可練1～2次，一般練到出汗為度。以下為八段錦的鍛鍊方法：

（1）兩手托天理三焦：

① 預備。直立，兩足自然分開與肩同寬，雙臂自然下垂，雙目平視。全身放鬆，手指伸直。呼吸調勻，舌尖輕舐上齶，用鼻呼吸。同時足趾抓地，足心上提。

② 兩手掌心向上，兩臂自左右兩側徐徐上舉，至頭頂上方時，兩手十指交叉，翻掌，掌心向上做托舉動作，頭後仰，眼看手背；同時，兩足跟儘量上提，並吸氣，站立片刻。

③ 兩手十指分開，兩臂從兩側徐徐放下，兩足跟也隨之落地，並呼氣，還原至預備姿勢。

④ 如上反覆多遍。

（2）左右開弓似射鵰：

① 預備。雙腿分開成馬步，兩手半握拳，平放胸前，拳眼向上，左手在內，右手在外。

② 左手食指與拇指撐開，成八字形，目視左手食指，左手緩緩拉向左外方並伸直，吸氣，頭隨手轉至左側；同時，右手向右平拉至右胸如拉弓狀。還原成預備式，呼氣。

③ 動作同②，方向相反。

④ 如上反覆多遍。

（3）調理脾胃需單舉：

① 預備。自然直立，雙臂在胸前平屈，十指自然併攏，兩掌心向上，指尖相對。

② 翻掌，左掌心向上托，右掌心向下按，並吸氣。

③ 復原。再右臂上托，左臂下按。

④ 如上反覆數遍。

（4）五勞七傷向後瞧：

① 預備。直立勢同第一段，兩手叉腰。

② 慢慢向右轉頭，眼看後方。復原。

③ 慢慢向左轉頭，眼看後方。復原。

④ 如上反覆數遍。

（5）搖頭擺尾去心火：

① 預備。馬步，雙手自然放於兩膝上，虎口對著身體，上體正直。

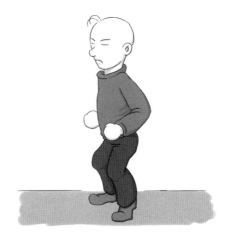

②　頭及上體前俯、深屈，隨即向左側做弧形擺動，同時臀向右擺。復原成預備姿勢。

③　頭及上體前俯、深屈，隨即向右側做弧形擺動，同時臀向左擺。復原成預備姿勢。

④　如上轉換數次。

（6）兩手攀足健腎腰：

①　預備。兩足並立，雙臂平屈於上腹部，掌心向上。

②　身體緩緩前屈，兩臂垂下，膝部挺直，雙手觸摸腳尖，頭稍抬。復原成直立狀，

③　兩手放於背後，以手掌抵住腰骶部，身體緩緩後仰。復原。

④　如上反覆多遍。

（7）攢拳怒目增力氣：

①　預備。馬步，雙手握拳放腰間，拳心向上，兩目圓睜。

②　右拳緩緩向前擊出，臂伸直，拳心向下。兩手用力握拳，兩眼睜大，向前虎視。右拳收回，復原成預備式。

③　左拳緩緩向前出擊，動作同②。復原。

④　如上重複數次。

（8）背後七顛百病消：

①　預備。直立，成立正姿勢。

②　兩足跟漸離地，前腳掌支撐身體，依然保持直立姿勢，頭用力上頂。

③　足跟落地，復原為立正姿勢。

④　如此反覆顛7次。

3 五禽戲

　　五禽戲是漢代名醫華佗模仿虎、鹿、熊、猿、鳥（鶴）五種禽獸的動作，組編而成的一套鍛鍊身體的方法，經常練習可增強體質，防治疾病。華佗不但是個專長做手術的外科專家，而且是個善於應用運動來防治疾病的名醫。他曾對弟子吳普說：「人體欲得勞動，但不當使其極耳。動搖則穀氣得消，血脈流通，百病不生，譬如戶樞，終不朽也。為導引之事午熊經鴟顧，引挽腰體，動諸關節，以求難老。我有一術，名五禽之戲，一曰虎、二曰鹿、三曰熊、四曰猿、五曰鳥，亦以除疾，兼利蹄足，以當導引。體有不快，起作一禽之戲，怡而汗出，因以著粉，身體輕便而欲食。」這一段話說明瞭五禽戲的內容和防病治病的作用原理。

　　五禽戲是一套很適合老年人強身治病的保健運動。華佗認為人體必須經常運動，使食物容易消化，血脈流暢，才能健康無病。他創編五禽戲後，不但身體力行，長期保持練習，而且廣為傳授。因行之有效，故備受後世養生家推崇。隨著時間推移，輾轉傳授，形成了各種流派的五禽戲，流傳至今。五禽戲中的虎形可益肺氣，有補腎健腰、增長體力的功效；熊形能舒肝氣，有健脾胃、助消化、活關節等功效；鹿形健胃氣，有疏通氣血、健壯腰腎的功效；猿形固腎氣，可增長臂力、健壯脾胃；鳥（鶴）形調心氣，有助於增強心肺功能、健壯腎腰。可見，五禽戲對五臟均有良好的作用，四季均可鍛鍊。高血壓、冠心病、肺氣腫等慢性疾病患者，練習五禽戲，可收到一定的強身健體效果。如果為了提高某一種運動素質或針對某種疾病，可選練一禽之戲，如肌

肉無力可多練熊戲，動作遲鈍可多練猿戲，平衡失調可多練鳥戲等。

五禽戲是從古代導引術發展而來的，所以練五禽戲也必須掌握導引術的基本要領。就是要有意念活動鍛鍊，配合呼吸和肢體活動。鍛鍊時，首先，三者要密切結合，融為一體；其次，練五禽戲必須像形取義，就是說練虎戲要像虎，而且要取虎的活動對健身有意義的方面。

（1）熊形：此勢有健脾養胃、幫助消化、活動關節等功效。

① 預備。兩腳平行自然站立，距離與肩等寬，兩臂自然下垂，做3～5次深呼吸。

② 屈左膝，右肩向前下晃動，手臂亦隨之下沉，左肩則稍向後外舒展，左臂稍抬高。

③ 屈右膝，左肩向前下晃動，手臂亦隨之下沉，右肩則稍向後外舒展，右臂稍抬高。

④ 如此反覆晃動，次數不拘。

（2）虎形：練虎戲時，手足動作與呼吸要協調一致。兩手翻掌向外按出時，兩腳同時向前進步，此時宜稍用力，速度稍快，以顯示虎撲時的敏捷、勇猛。動作左右交替，次數不限。

① 預備。兩臂自然下垂，頸自然豎直，面部自

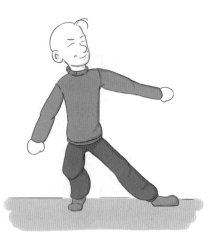

然，眼向前平視，口要合閉，舌尖輕舐上齶，不要挺胸或拱背，腳跟靠近成立正姿勢，全身放鬆，任何部位都不可緊張，如此站立片刻，然後做動作。

　　② 左式。兩腿屈膝半蹲，重心移至右腿，左腳虛步，腳尖點地，靠在右腳踝關節旁，同時兩手握拳提至腰兩側，掌心向上，眼看左前方。緩緩吸氣，兩拳沿胸上舉，拳心向裡。舉至口前面時，呼氣，拳外翻變掌向前推出，高於胸齊，掌心向前；同時，左腳向左前方斜跨一步，右腳隨之跟進半步，兩腳跟前後相對，相距約一米，身體重心坐於右腿，左腳尖點地，眼看左手食指尖。

　　③ 右式。動作與左式相同，唯左右方向相反。

　　（3）猿形：

　　① 預備。兩臂自然下垂，頸自然豎直，面部自然，眼向前平視，口要合閉，舌尖輕舐上齶，不要挺胸或拱背，腳跟靠近成立正姿勢，全身放鬆，任何部位都不可緊張，如此站立片刻，然後做動作。

　　② 兩腿慢慢向下彎屈，左腳向前輕靈邁出，同時左手沿胸前至口平時，向前如取物樣探出，將達終點時掌變爪形手，手腕隨之自然下屈。

　　③ 右腳向前輕靈邁出，左腳隨之稍跟，腳跟抬起，腳掌虛點地，同時右手沿胸前至口平時，變掌向前如取物樣探出，將達終點時掌變爪形手，隨之自然下屈，同時左手亦收回左肋下。

　　④ 左腳往後稍退踏實，身體後坐，右腳隨之亦收退，腳尖點地，同時左手沿胸前至口平時向前如取物樣探出，將達終點時掌變爪形手，腕隨之自然下屈，同時右手亦收回至右肋下。

⑤ 右腳向前輕輕邁出，同時右手沿胸前至口平時向前如取物樣探出，將達終點時掌變爪形手，腕隨之自然下屈。

⑥ 左腳向前輕輕邁出，右腳隨之稍跟，腳跟抬起，腳掌虛點地，同時左手沿胸前至口平時向前如取物樣探出，將達終點時掌變爪形手，腕隨之自然下屈，同時左手亦收回右肋下。

⑦ 右腳往後稍退踏實，身體後坐，左腳隨之亦稍退，腳尖點地，同時右手沿胸前至口平時向前如取物樣探出，將達終點時掌變爪形手，腕隨之自然下垂，同時左手亦收回左肋下。

（4）鹿形：

① 預備。兩腳相並站立，兩臂自然下垂，眼向前平視，平心靜氣，站立片刻，然後做動作。

② 右腿屈曲，上體後坐，左腿前伸，膝稍彎，左腳虛踏，成左虛步勢。

③ 左手前伸，肘微屈，右手置於左肘內側，兩掌心前後遙遙相對。

④ 兩臂在身前逆時針方向同時旋轉，左手繞環較右手大些，關鍵在於兩臂繞環不是以肩關節為主的活動，而是在腰胯旋轉帶動下完成。手臂繞大環，尾閭繞小環，這也就是所謂「鹿運尾閭」，主要是活動腰胯，藉以強腰腎，活躍骨盆腔內的血液循環，並鍛鍊腿力。

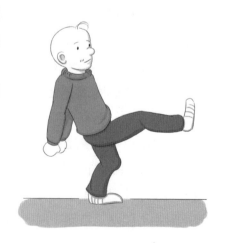

⑤ 如此運轉若干次，右腿前邁，上體坐於左腿上，右手

前伸，左手護右肘，順時針方向繞環若干次，如此左右互換。

（5）鶴形：此勢有助於增強心肺功能，健壯腎腰。長期保持練習，也可治療腰痛疾病。

① 預備。兩腳相並站立，兩臂自然下垂，眼向前平視，平心靜氣，站立片刻，然後做動作。

② 左腳向前邁出一步，右腳隨即跟進半步，腳尖虛點地，同時兩臂自身前抬起向左右側方舉起，並隨之深吸氣。

③ 右腳前進與左腳相並，兩臂自側方下落，在膝下相抱，同時深呼氣。

④ 右腳向前邁進一步，左腳隨跟進半步，腳尖虛點地，同時兩臂自身前抬起向左右側方舉起，並隨之深呼氣。

⑤ 左腳前進與右腳相並，兩臂自側方下落，在膝下擁抱，同時深呼氣。

練虎戲時，要表現出威猛的神態，要目光炯炯，搖頭擺尾，撲按轉鬥等。但用勁要柔中有剛，剛中有柔，不可用僵勁。虎戲動作剛猛，有助於增強體力。練鹿戲時，要仿效鹿那樣的心靜體鬆，姿勢舒展，要把鹿的探身、仰脖、縮脖、奔跑、回首等神態表現出來。鹿戲有助於舒展筋骨。練猿戲時，要仿效猿那樣敏捷好動，要表現出縱山跳澗、攀樹登枝、摘桃獻果的神態。猿戲有助於發展靈活性。練熊戲時，要像熊那樣渾厚沉穩表現撼動、堅實的步行神態。熊貌似笨重，走路軟塌塌，實際上在沉穩之中又寓有輕靈。熊戲有助於做到上虛下實，克服頭重腳輕，並能增強內臟器官功能。練鶴戲時，要仿效鶴那樣昂然挺拔，悠然自得，要表現出亮翅、輕翔、落雁、獨立等動作的神態。鶴戲有助於增強肺呼吸功能，調動氣血，疏通經絡。

⊙相關連結┃練五禽戲的動作要領

① 全身放鬆。練習時，首先要全身放鬆，情緒要輕鬆樂觀。樂觀輕鬆的情緒可使氣血通暢；全身放鬆可使動作不致過分僵硬緊張。② 呼吸調勻。呼吸要平靜自然，用腹式呼吸，均勻和緩。呼吸時，口要閉合，舌尖輕舐上齶，吸氣用鼻，呼氣用嘴。③ 專注意守。要排除雜念，精神專注，根據各戲意守要求，將意念集中於意守部位，以保證意、氣相隨。④ 動作自然。五禽戲動作各有不同，如：熊之沉緩，猿之輕靈，虎之剛健，鹿之溫馴，鳥（鶴）之活潑等。練習時，應據其動作特點而進行，動作宜自然舒展，不要拘謹。⑤ 出汗為度。五禽戲的運動量比較大，應以練到心曠神怡，微微出汗為度。練五禽戲如為了提高某一種運動素質或針對治療某種疾病，可選練一禽之戲。如肌肉無力可多練熊戲。動作遲鈍可多練猿戲。平衡失調可多練鳥戲等。練五禽戲可每日1～2次。

 # （三）運動療法的注意事項

休息和運動是一對矛盾的統一體，適當的身體鍛鍊，可以增強體質，使機體的功能加強，疲勞得以消除。有時要求臥床休息，有時要求一般休息，如出現以下情況則需要臥床休息，不宜再進行運動。

（1）水腫的嚴重程度：水腫僅局限於眼瞼或踝部為輕度；水腫擴展到下肢為中度；水腫蔓延到全身甚至出現胸、腹水，則為重度。中度以上水腫就應當臥床休息。

（2）有無頭痛、頭暈、嘔吐症狀：如出現這些症狀可能有高血壓，應及時測量血壓。如血壓確實高，則應臥床休息；如血壓急驟升高，可能出現腦水腫，使頭痛、嘔吐進一步加劇，還會出現抽搐或驚厥，此時應住院治療。

（3）有無尿量減少或肉眼血尿：若尿量明顯減少，每日尿量在500克左右，或出現肉眼血尿如洗肉水樣，往往表示病情加重，應臥床休息。

（4）有無心慌、氣短、咳嗽症狀：出現這些症狀，表示肺部有瘀血、感染或心力衰竭等嚴重情況存在，這時不但應臥床休急，而且要及時住院治療。

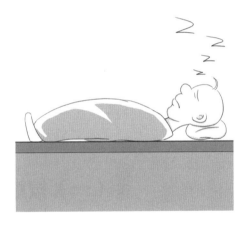

（5）有無其他檢驗異常：如尿蛋白（++）以上，血沉增快，血尿素氮，肌酸、肌酐明顯升高，肌酐清除率明顯降低，表明腎功能不良，也應臥床休息。

當以上症狀體徵減退或消失，可以適當活動。當水腫減退，高血壓下降，肉眼血尿消失，血沉正常，可適當增加活動量。慢性腎衰的早期患者，也可進行一些輕鬆的活動。但是，慢性腎功能衰竭中晚期則不宜進行運動。

PART 6
按摩療法

 醫生的話

在我國，按摩已有幾千年的歷史。古時稱之為「按蹺」、「推拿」。按摩是從經絡、穴位入手，由醫生為患者按摩，也可在家人之間互相按摩或自行按摩。按摩簡便易行、安全可靠、行之有效，是一種透過不同手法刺激身體的局部，而達到舒筋活血，鬆弛肌肉，調節人體新陳代謝作用的保健養生方法。

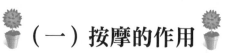
（一）按摩的作用

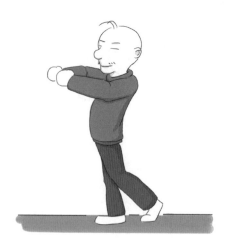

按摩是在中醫經絡腦穴學說等理論的指導下，透過在人體體表一定的部位施以各種手法，或配合某些特定的肢體活動來防治疾病的一種方法。按摩具有疏通經絡氣血，調整臟腑功能，增強人體抗病能力等綜合效應，具有不干擾或影

響人體正常的生理活動，方便實用，簡單易行，不受設備等外界條件限制等特點。疾病的發生主要是因為人體臟器的功能發生紊亂，而人體又失去了平衡和調節的能力。按摩是透過各種被動性的手法刺激，引起局部和全身反應，從而調整機體功能，消除致病因素，以達到祛病養生的目的。

按摩具有平衡和調節的作用。按摩可扶正祛邪、增強體質。按摩時局部皮膚往往發紅，測量皮膚溫度則明顯增高，這是血管擴張，局部充血和血液循環改善的結果。按摩作為一種無創傷、非介入性的自然療法，在藥源性疾病日益增多、藥物毒副反應難以克服的今天，其所具備的各方面優勢引起了人們的高度重視，被廣泛應用於臨床各科疾病。按摩療法包括患者自我按摩和他人被動按摩，後者又可分為家庭按摩與醫生按摩。按摩在腎病之水腫、腰痛等症的治療及整體康復方面具有悠久歷史，其療效平穩、安全易行，是一個不容忽視的輔助措施。

（二）腎病患者如何進行按摩

按摩療法也是腎病的一種輔助治療措施。以按摩部位來分，可分為頭面頸部按摩、胸腹部按摩、腰背部按摩、肢體按摩、足部按摩等，長期持續按摩療法，有一定作用。當然，腎病患者進行按摩治療，僅是一種輔助措施，對此患者應有所認識，應該全面理解腎病的綜合治療。適用於腎病患者的常用保健按摩方法較多，患者可根據病情選擇運用，對所用穴位不明者，應在醫生指導下選準穴位，方可進行。

1 腰部自我按摩

（1）推法：用兩手掌根部緊按腰部，用力上下推動，動作要快速有勁，直至發熱為止，每日早晚各進行1次。具有補腎通絡、行氣活血的功效。

（2）摩法：用兩手掌擦熱，按摩兩側腰部，每側50次，每日早晚各做1次。有補腎壯腰的功效。

（3）捶法：用兩手握空拳，前後來回捶擊雙側腎區，或結合捶擊與其對應的腹部，每次20下。具有通經活絡、行氣化瘀止痛的功效（伴有血尿者，不宜用此法）。

本法重在腰部，透過自我按摩，對腎病患者具有補腎壯腰、舒筋活絡、祛風除濕、調節臟腑功能的作用，可增強身體抵抗力。

2 自我穴位按摩

（1）浴面：兩手搓熱，手指併攏，手掌攤開，緊貼面部，以雙手中指的指腹部為先導，分別從鼻翼兩旁的迎香穴開始，沿鼻柱兩側緣向上推擦，經目內眥、眉頭等處到達前額部，然後兩手左右分開，橫推至兩鬢，兩掌心也隨之掩眼而過，由兩鬢再向下，經過顳部的太陽穴及耳前、面頰等部，返回到鼻翼兩旁之起點，再重新開始，按上述路線循環進行。浴面具有暢通氣血、祛散風寒、明目通竅、醒腦提神及美容等功效，適用於感冒、頭痛、神經衰弱等。對腎病之體虛易感冒者甚宜。

（2）擦鼻：用兩手中指指腹擦鼻的兩側，由攢竹至迎香。具有通鼻開竅的功效，適用於防治腎病引起的體虛感冒。

（3）運頂：五指略為張開，按於額上，由前向後，順手運頂摩髮，宛如梳頭之狀。因五指分開，正好作用於分佈在頭頂部的五條經脈，頭領兩側又是膽經的分野，故運頂具有疏通氣血、散風行濕、清泄肝膽之火的功效，適用於防治腎病之高血壓、失眠、頭痛、神經衰弱等。

（4）抹項：兩手手指相互交叉，手掌合攏，抱於腦後項枕部，掌根部分別安置於後枕骨下項後大筋（斜方肌）外兩側凹陷處的風池穴，後沿著脊柱，由上往下按抹數次。風池穴為體表的「感風之處，停風之所，治風之穴」，用力按抹，可袪頭面之風，散巔頂之寒，宣肝膽之火、清耳目之熱。適用於防治感冒、頭痛、高血壓、神經衰弱等。對腎病高血壓型及體虛易感冒者均宜。

（5）推胸脅：用一手的手掌平放在同側胸部的乳頭上方，斜行向下推抹，途經前胸正中兩乳頭之間（膻中穴），推向對側的脅肋部。推胸脅法有寬胸利氣、止咳化痰、平喘降逆、疏肝利膽、和胃消食、散瘀除積等作用。經常練習，可產生增強呼吸機能，促進血液循環，宣散鬱滯之氣血等綜合效應。對腎病引起的水腫、高血壓、納差等均有效。

（6）揉中脘：以一手掌大魚際部緊貼中脘穴，另一手疊於掌背之上以助其力，兩手協調作順時針方向揉動。有健脾和胃助消化之功，適用於腎病及慢性腎功能衰竭而見胃脘痞滿、脹痛、食慾不振、噁心嘔吐等。

（7）摩腹：用一手手掌心掩於臍部，另一手手掌重疊其上，從臍下兩橫指處的氣海穴開始，手掌緊貼腹壁，作以臍為中心的順時針方向、直徑由小到大、呈螺旋狀的揉摩運動，一直擴

展到整個腹部，如此反覆數次。摩腹可健脾和胃、消食導滯、化濕散瘀、利水通淋、補氣生血、溫養下元。因六腑以通降下行為順，臍下氣海穴為「元氣蓄藏之海」，故摩腹不僅能理氣通腑，而且能激發振奮元氣而起強壯作用，是較常用的自我保健法之一。適用

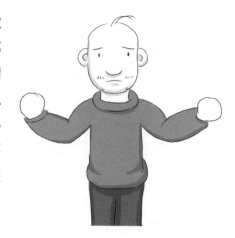

於防治腎病所致之消化不良、腹脹、泄瀉及下元虛冷、夜尿頻多等。

（8）擦少腹：兩手掌分別緊貼兩側脅部，由外上向內下方斜擦。具有溫補脾腎的功效，適用於腎病之脾腎陽虛證。

（9）搓腰：兩手掌根緊按腰部脊柱兩側，稍用力上下擦動，動作要快速有勁，配合腰部活動，以腰部發熱為度。搓腰活腰有壯腰健腎作用，如同時按摩兩側脅肋部，謂之「運動水土法」。「水」指腎，「土」指脾，具有加強脾腎兩臟功能的作用，適用於腎病之脾腎兩虛證。

（10）揉腰眼：兩手握拳，以食指掌指關節突起部（拳尖）按揉腰眼穴。具有健腰益腎作用，適用於防治腎病的腰酸、腰痛。

（11）捶骶：手握空拳，敲打骶部，兩拳交替，一起一落。用勁輕重適當，靈巧而有節奏。因骶部正中一線為督脈的起始段，捶之可振奮督脈的陽氣，上病下取而用於腎病之高血壓，若將捶打範圍擴大至兩臀部，對防治腰腿痛也有較好效果。

（12）拿肩：以一手的四指指端與拇掌部相對合，用力攀拿對側肩胛骨上的斜方肌肌腱，食指、中指指端著力於肩井穴處。然後，一捏一放，一緊一鬆，逐漸向肩胛、肘臂處挪移，可直拿至腕掌。拿肩法可通行氣血；拿曲池穴（臂彎紋頭外側）能疏風解表、清熱降壓，適用於腎病之高血壓或伴有風熱感冒者；拿內關穴（掌側腕上約兩橫指處）能和胃寬胸、養心安神，適用於腎病及尿毒症而見噁心、嘔吐、胃病、納差、心慌、胸悶等。

（13）運膏肓：兩手自然下垂，轉搖兩側肩關節，帶動肩胛骨，以作用於背部的膏肓穴。適用於腎病體虛日久或伴有肩背酸痛者。

（14）揉膝：膝關節屈曲，將兩手掌近拇指根的大魚際肌部，分別同時緊按在膝關節髕韌帶兩側的凹陷處（膝眼穴）。隨後帶動該處皮肉作輕柔緩和的迴旋揉動。一膝揉畢，再揉另一膝。揉膝有和氣血、活筋絡的作用。揉完膝眼後，膝內側手掌上行至大腿內側距髕骨上緣二橫指處的血海穴按揉，可活血通經，清血分之熱，適用於治療腎病之血瘀有熱者；同時膝外側手下行至外膝眼下四橫指處的足二里穴按揉，可健脾扶正、和胃降濁，這是腎病以脾虛為主者的必選穴，也是常用的強壯穴之一。

（15）擦足：屈膝盤腿，用一手靠小指一側的手掌部，反覆摩擦對側一足的內側面或底部。一般從內踝的後方開始，經內踝向下，斜行至腳掌心，來回摩擦。因「濕從足入、寒從腳起」，上述按摩部位是足少陰腎經的一部分，常行擦足之法，可促進腎氣流動，精氣充溢。既能溫腎壯陽，祛除寒濕之邪，又能引熱下行、導火泄降，此即所謂「引火歸原」法。適宜於腎病患者長期採用之療法。

3 五步按摩法

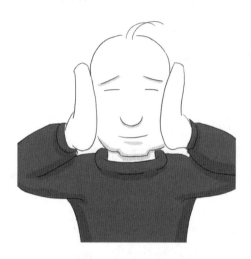

（1）頭面頸部按摩：包括揉按雙側風池穴，面部雙側迎香穴，推揉鼻樑兩側及頸旁諸穴位，指壓雙側太陽穴，有疏風散邪之功，可預防感冒，減輕鼻塞、咽痛、頭痛等症狀。

（2）胸腹部按摩：可用雙手大魚際，輕輕叩打胸前膻中穴，推揉水分、中脘、下脘諸穴，而後順時針繞臍按摩腹部36周，逆時針繞臍按摩腹部36周。有寬胸理氣、和胃消脹的作用。大便不爽者，點按左天樞穴；大便不通者，雙手掌相疊，由右上腹到左上腹再到左下腹，推揉36次，以產生便意為佳，有利於保持大便通暢。

（3）肢體按摩：取雙手合谷穴，腕上外關穴，下肢足三里穴，三陰交俞穴，腿後側承山穴，以手按捏穴位，有疏通經絡、調理氣血的作用。足三里穴則應作為重點點揉押按，以益氣培元，增加機體抵抗力。

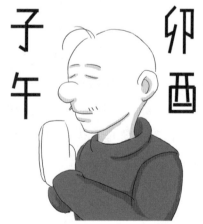

（4）腰背部俞穴：脊柱雙側華倫夾脊穴及腎俞、脾俞、志室、腰陽關諸穴，由家屬用手掌自上而下推揉。患者也可自我拍打腰部諸穴。有補腎強腰、疏通經絡的功效，可減輕腰痛症狀。

（5）足部按摩：取照海、太溪諸穴，指壓點按，並於每天晚上溫水泡腳30分鐘，搓湧泉穴100次，有引火下行、補腎歸元的作用，對治療腎炎高血壓等有一定益處，可改善頭暈、口舌生瘡等症狀。

4 手足按摩法

（1）連續按揉手部反應區腎區、輸尿管、膀胱區、胃區、腸區；摩擦掌心。

（2）點揉足部腎區、輸尿管、膀胱區、胃區、腸區、淋巴腺；推擦足心，推足內外踝部。

5 摩腎堂按摩法

摩腎堂按摩法是以閉息配合按摩雙腎區，促進腎區氣血流注的一種療法。每日早晨起床和晚上臨睡前，坐於床上，雙足下垂，寬衣鬆帶，舌舐上齶，閉目內視頭頂，雙手掌心置腎俞穴處。以鼻慢慢吸氣，同時提肛，吸滿後閉氣不息，同時兩手上下摩擦腎區各120次以上，多多益善。閉氣至極則慢慢放氣，同時放鬆全身。臨睡前作畢，即可臥睡；早起時作畢，則可小憩片刻後起床。

本法適用於腎病之腎氣不足、腎精不固而見腰酸腰痛、尿頻、蛋白尿等，對伴有高血壓者不宜。練習本法須持續數月方能

顯效，初練者可能於一次閉氣中按摩腎區不到120次，則不可強忍，須逐漸增加閉氣持續時間。本法不宜於食後即練，至少應在進食半小時之後進行。

PART 7
針刺療法

 醫生的話

　　針刺療法作為中醫的重要組成部分，幾千年來為人們的健康作出了巨大貢獻，至今仍廣泛地運用於臨床各科，在世界各國也內獲得認同。近50年來，經過廣大醫務工作者的努力，中醫學者對針刺的作用進行了臨床觀察和治療及基礎實驗方面的研究。從應用情況看，針刺療法具有療效可靠、副作用輕微、簡便易行等優點，深受患者歡迎。

 ## （一）針刺治療腎病的機理

　　針刺療法的作用機理正在不斷地得到闡明，其對於腎病的防治，歷代積累了豐富的經驗，並在臨床實踐中不斷創新，療效也日益得到肯定。有研究報導，針刺腎病患者的腎俞穴，可使腎臟的泌尿機能增強，酚紅排出量比針前也明顯增多，患者尿液中的紅、白細胞和蛋白也減少甚至消失，血壓降低，浮腫減輕。環磷腺苷是細胞對外源性刺激反應的一個關鍵性中間遞質，影響著細胞的分泌、通透、合成及神經傳導、激素作用、免疫反應等，研究人員透過針刺腎經及膀胱經的複溜、志室兩穴對健康的影響，

觀察尿中環磷腺苷、肌酐及尿量的變化，發現尿量、肌酐、環磷腺苷的排出量顯著升高，反映了針刺志室、複溜對腎臟活動的調整作用。針刺中脘、水分、關元、腎俞、膀胱俞等穴可影響腎臟功能，增加腎血漿流量，提高腎絲球過濾速率。針刺關元、氣海、足三里，可以加強機體免疫能力，還能調節腎病細胞免疫。

至於針刺對腎臟泌尿功能的影響，一方面可能透過神經反射機理影響腎絲球的濾過率，另一方面可能透過抗利尿激素的分泌，影響腎小管的重吸收過程。總之，針刺對腎病的病理變化的影響主要是透過整體調節而實現的。此外，還可能與針刺對血小板有良性調整作用以及改善電解質的紊亂狀態等有關。

（二）針刺治療腎病的方法

1 體針

體針療法又稱為「毫針療法」，是以毫針為針刺工具，透過在人體十四經絡上的腧穴施以一定的操作方法，以調通營衛氣血，調整經絡、臟腑功能而治療相關疾病的一種方法。體針療法是中醫傳統針刺醫術中的最主要、最常用的一種療法，是針刺療法的主體。

（1）方法一：

【取穴】：中脘、水分、肓俞、氣海、身柱、大抒、脾俞、腎俞、京門、次髎、尺澤、足三里、照海、三焦俞、大腸俞、水道、上髎、中髎、下髎、天樞、腹結、關元、陰交、中脘、三陰

交、曲泉、陰陵泉等。

【施術】：通調三焦氣機為主，可根據不同的情況，每次選3～5穴，陽證兼調肺與膀胱，毫針用瀉法，一般不灸；陰證宜調補脾腎，毫針用補法，多灸。

（2）方法二：

【取穴】：腎俞、脾俞、中脘、足三里。

【配穴】：脾腎陽虛加水分，關元；浮腫加水分，氣海，三陰交；血壓高加大沖。

【施術】：用平補平瀉手法，留針30分鐘，每日1次，10次為1個療程，療程間隔7日。

（3）方法三：

【取穴】：複溜、腎俞、三陰交、中極、飛揚、關元俞。

【施術】：每次取3～4穴，弧度提拉刮針法，中強刺激，每日1次。

2 耳針

耳針療法是用針或其他方法刺激耳穴來防治疾病的一種方法，其適應證較廣，奏效迅速，操作簡便，副作用少。

【取穴】：腎、脾、膀胱、交感、神門。

【施術】：每次選3～4穴，施以中刺激，留針0.5～1小時，每日1次，10次為1個療程。

3 梅花針

梅花針又稱「七星針」，是用5～7枚不銹鋼針，集束固定在

針柄的一端而成，它是由我國古代的「半刺」、「浮刺」、「毛刺」等針法發展而來，屬叢針淺刺法，是以多支短針淺刺人體穴位的一種針刺方法。

（1）方法一：

【取穴】：委陽、委中、京骨、腎俞、膀胱俞、三焦俞、八髎。

【施術】：以上穴位作常規消毒，取梅花針輕輕叩擊，使穴位局部皮膚發紅為準。隔日1次。

（2）方法二：

【取穴】：腰陽關、腎俞、膀胱俞、脾俞、太溪、交信、三陰交、上髎、中髎、下髎、次髎、第7～21椎夾脊穴。

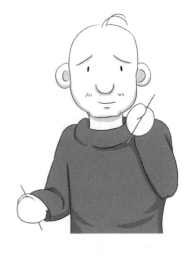

【施術】：用重強刺法，以微出血為度，每日1次。

PART 8
艾灸療法

 醫生的話

　　艾灸療法是用艾絨或其他藥物放置在體表的穴位部位上燒灼、溫熨，借灸火的溫和熱力以及藥物的作用，透過經絡的傳導，產生溫通氣血，扶正袪邪效用，達到治病和保健的目的的一種外治方法。它能治療針刺效果較差的某些病症，或結合針法應用，更能提高療效，是針刺療法中的一項重要內容。施灸材料主要是艾葉製成的艾絨。其易於燃燒，氣味芳香，且燃燒時熱力溫和，直達肌膚深部。

 （一）艾灸療法的種類

1 直接灸

　　（1）艾炷灸：將艾炷直接放在穴位上燃燒，等到將要燃盡而病者呼燙時除去艾炷，另燃一炷。艾炷灸可分直接灸和間接灸兩種，直接灸一般取用小艾炷，稱為麥粒灸，使用時將艾絨點燃置病變部或穴位上，至病者覺得有灼熱感時，即替換艾炷，可連續多次，這種灸法不灼傷皮膚，也不化膿，灸後不留有疤痕，稱

為非化膿灸。如果至艾炷燃盡以致形成灼傷、化膿、灸後留有疤痕，稱為化膿灸，一般病症已很少應用。

（2）艾條灸：艾條灸是由太乙神針轉變而來，純用艾絨製成的稱為艾條灸，有藥摻入艾絨者稱為藥條灸。臨證時取艾條一隻，點燃一端，放在距穴位1寸處熏灼，等灸處紅潤，感到灼熱為止。

2 間接灸

間接灸一般取用大、中艾炷，根據不同病症，間隔各種物品，而不直接燃著皮膚，常用的如薑片、蒜茸、食鹽和附子餅等，並以間隔的物品名之，如治腹痛泄瀉、關節酸痛的隔薑灸和附子餅灸，治療肺癆、瘰鬁病、癰疽腫毒的隔蒜灸等。其他如胡椒灸、黃土灸、黃蠟灸等，都屬於間接灸。

3 其他

除了上述的灸法之外，主要是發泡灸，名為天灸。發泡灸法在使用方法和取用材料上與上述各種灸法完全不同，使用材料多為對皮膚有刺激性的藥物，如毛茛、白芥子、斑蝥等，經貼敷使皮膚產生水泡。還有燒針尾的溫針灸等。

施灸的程序與施針的程序大體相同。灸法的計數以「壯」為單位，每灸一艾炷稱為一壯。凡在頭面以及四肢末梢等處施灸時，艾炷宜小、宜少，背腹肩股部宜大、宜多；新病灸時，艾炷宜大、宜多，久病宜少、宜小；體強者可大些、多些，虛弱者應小些、少些（老幼也宜適當減小、減少）。

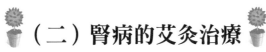

（二）腎病的艾灸治療

1 腎炎的辨證施灸

（1）風水相搏證：

【取穴】：外關、肺俞、合谷、大椎、水分、陰陵泉、三焦俞。

【施術】：按艾炷灸法常規施術，每日施灸1～2次，每次每穴。

（2）水濕浸漬證：

【取穴】：脾俞、膀胱俞、三焦俞、氣海、陰陵泉、三陰交、足三里。

【施術】：採用隔薑灸或隔鹽灸，每日施灸1～2次，每次每穴灸3～5壯；或用艾條灸，每次灸5～10分鐘。

（3）脾腎陽虛證：

【取穴】：水分、足三里、三陰交、命門、關元、腎俞、膀胱俞、三焦俞等。

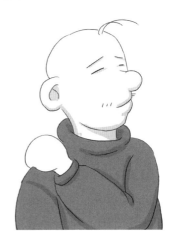

【施術】：可採用間接灸，如隔薑灸、隔鹽灸、隔附子灸，每次每穴灸5～7壯，每日灸1次。而用艾條灸較為方便，每次每穴灸 10～15分鐘，每日灸2次。不宜使用化膿灸。每次可灸

3～5穴。

（4）氣虛血瘀證：

【取穴】：肝俞、膈俞、氣海、關元、血海、足三里。

【施術】：可用隔鹽灸或隔附子灸，每次每穴灸5～7壯，每日灸1次；也可用艾條灸，每次每穴灸10～15分鐘。

腎陰不足和濕熱內盛者不宜施灸治療。

2 腎病水腫的艾灸治療

【取穴】：水道、水分、三焦俞、膀胱俞、足三里、三陰交、氣海。陽證配肺俞、合谷；陰證配脾俞、腎俞、陰陵泉。

【施術】：可採用隔薑灸、隔鹽灸，每次每穴灸5～7壯，每日灸1次；或用艾條灸，每次每穴灸10～15分鐘，每日灸2次，每次可灸3～5穴。

3 腎性高血壓的艾灸治療

【取穴】：風池、肝俞、行間、俠溪、太沖、太溪。

【施術】：每次選用2～4個穴位，用艾條灸，每穴灸15～20分鐘，每日或隔日灸1次。

4 腎病血尿的艾灸治療

【取穴】：脾俞、腎俞、三陰交、足三里、血海、氣海、關元。

【施術】：可採用艾條灸，每次選用2～4個穴位，每穴灸5～10分鐘，每日灸1次。

5 小便不利的艾灸治療

【取穴】：陰谷、三焦俞、膀胱俞、氣海、腎俞、脾俞、委陽。

【施術】：可用艾條溫和灸，每次選用3～5個穴位，每穴灸10～15分鐘，每日灸1次；或隔薑灸，每次選用3～5個穴位，每穴灸5～10壯，每日灸1～2次。

6 泌尿系結石的艾灸治療

【取穴】：膀胱俞、腎俞、志室、水道、三陰交、三焦俞。配穴：疼痛加太沖、歸來，氣血虛弱加氣海、足三里。

【施術】：可用艾條懸灸，每日施灸1～2次，每穴3～5壯。

 # （三）施灸的注意事項

（1）防止燙傷：施灸時艾炷要放置平正，防止滾動。艾條灸應不時向上下或向左右移動，防止過於灼熱，患者呼燙時即應略為抬起，並時時彈去艾灰，注意勿使火星下落，以避免燙傷皮膚或燒壞被褥。

（2）灸後處理：灸治以後，患者被灸的局部皮膚一般呈現淺紅暈，不久自然消失，無須加以處理。如紅暈色深或有灼痛感，應塗以油膏少許，加以保護。如局部起泡，這就叫「灸瘡」，應塗消毒油膏，並以紗布包扎，防止繼發感染，一般7天左右即可自癒，下次改換穴位施灸。

PART 9
刮痧療法

 醫生的話

　　刮痧療法是一種起源於民間、深受廣大群眾歡迎的自然療法，是從推拿、針灸、拔罐、放血等療法變化而來。刮痧療法是指應用邊緣光滑的硬物器具蘸上潤滑液體在體表部位進行刨刮，或用手指鉗拉患處，造成皮膚表面瘀血點、瘀血斑或點狀出血，以刺激人體經絡，改善氣血流通狀態，達到治療有關疾病的目的。

 （一）刮痧療法的分類

1 刮痧法

　　（1）刮痧器具：①苧麻。此為早期使用的工具，取用已成熟的苧麻，去皮和枝葉，曬乾，用根部較粗的纖維，捏成一切，在冷水中蘸濕即可使用。②頭髮。取長頭髮，揉成一切，消毒後蘸潤滑液體使用。③小蚌殼。取邊緣光滑

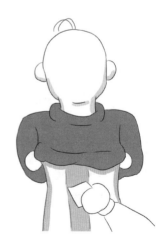

或磨成鈍緣的蚌殼，蘸潤滑劑應用。④銅錢、硬幣。取邊緣較厚又無缺損者使用。⑤湯匙、瓷碗、瓷酒盅、竹片、玻璃棍等。取邊緣光滑而無破損者。⑥藥匙。即醫院藥房取藥片、藥粉的小藥匙。⑦有機玻璃鈕扣。取較大的邊緣光滑的有機玻璃鈕扣。⑧特製刮痧板。選用不導電、不傳熱的水牛角，製成帶有邊、彎、角等形狀及不同厚度的特製板。

（2）刮治部位：①背部。患者俯臥於椅背或桌子上，先從第七頸椎水平處起，沿督脈和膀胱經第一側線、第二側線由上而下刮至第五腰椎水平處，再從第一胸椎沿肋間向外側斜刮。②頸項部。患者坐位，取喉頭兩側及頸椎兩側由上而下，由內而外順序刮治。③胸部。患者取坐位或仰臥位，取第二、三、四肋間，由胸骨向兩脅斜刮（乳房禁刮）。④肘、膕窩部。在上肢肘窩及下肢膕窩部上下10公分處由內而外順序刮治。⑤頭部。取頭部眉心穴、太陽穴進行局部刮治。

（3）刮治方法：①先暴露刮治部位，用乾淨毛巾蘸肥皂，或用75％酒精棉球，將刮治部位擦洗乾淨。②施術者用右手拿取操作工具，蘸潤滑劑後在確定的體表部位，用適中的力量由上而下順刮（忌來回刮），或從內向外反覆刮動，逐漸加重，力量和速度應均勻，採用腕力，一般刮15～20次，約15分鐘，刮治部位的皮膚出現紫紅色斑點或斑塊為度，以患者能耐受為原則。

2 提痧法

（1）提痧部位：適用於前額、頸項部、胸部、腰背部等處以及阿是穴、壓痛點等部位。

（2）提痧方法：先將手指潤濕，五指彎曲，呈半握掌狀，用食指與中指第二指節對準提痧部位，把皮膚挾緊並提起片刻，然後鬆開，再挾緊提拉，一鬆一緊，一起一落，連續反覆進行，直至局部皮膚出現紫血斑為止。所以提痧療法又稱為「捏痧療法」、「抓痧療法」、「撮痧療法」。

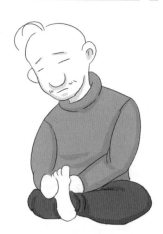

3 擦痧法

（1）擦痧部位：適用於經絡腧穴，以任督兩脈的穴位應用為多，也可用於阿是穴、壓痛點等部位。

（2）擦痧方法：用紗布將苧麻、八棱麻等植物的纖維包成團狀，或將長頭髮消毒後製成團狀，蘸藥酒置於擦痧部位，以患者能耐受的力量進行摩擦，以局部皮膚出現小血斑點為度。此法是將中草藥與刮痧相結合的一種方法。

4 推痧法

（1）推痧部位：主要適用於肩部、背部、腰部、臀部等肌肉較豐滿的部位。

（2）推痧方法：先往選定的推痧部位的皮膚上及大罐口塗上薄薄一層凡士林或紅花油、萬花油、按摩霜、石蠟油及其他潤滑油，再將火罐用投火法或閃火法拔住推痧部位。施術者在罐口一側著力把罐稍稍提起，向上下或左右方向反覆來回推移，至局

部皮膚出現潮紅時將罐起下。此法是將火罐療法與刮痧療法相結合的一種方法。

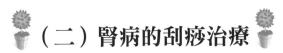（二）腎病的刮痧治療

1 急性腎炎的辨證刮痧

（1）風水相搏證：

【取穴】：風門、肺俞、合谷、列缺、大椎、水分、陰陵泉。

【施術】：患者俯臥，用刮痧板沿膀胱經颳風門、肺俞二穴，然後在督脈上刮大椎；患者仰臥，先刮小腿前內側脾經的陰陵泉，然後刮任脈上的水分，最後刮手臂上的合谷和列缺。以上每穴刮拭20～30次，手法以瀉法為主。痧退或3～6日後，再刮第二遍，至癒為準。

（2）濕毒浸淫證：

【取穴】：曲池、大椎、足三里、三焦俞、膀胱俞、腎俞、中極、陰陵泉。

【施術】：患者俯臥，用刮痧板在其腰骶部沿膀胱經刮腎俞、三焦俞、膀胱俞三穴，然後刮督脈的大椎。患者仰臥，沿任脈重點刮其中極，隨後沿小腸經重點刮手背部的後溪穴，再刮小腿前側胃經的足三里和小腿內側脾經的陰陵泉，最後刮手太陰肺經的曲池。以上每穴刮拭20～30次，手法以瀉法為主。痧退或3～6日後，再刮第二遍，至癒為準。

（3）水濕浸漬證：

【取穴】：脾俞、腎俞、膀胱俞、三焦俞、陰陵泉、三陰交、足三里、水分、中極。

【施術】：患者俯臥，用刮痧板在其腰骶部沿膀胱經刮脾俞、腎俞、膀胱俞、三焦俞四穴。患者仰臥，沿任脈重點刮其中極和水分，最後刮小腿前側胃經的足三里和小腿內側脾經的陰陵泉和三陰交。以上每穴刮拭20～30次，手法以瀉法為主，以出痧為準，但不應片面追求出痧效果。痧退或3～6日後，再刮第二遍，14日為一個療程。

（4）氣陰兩虛證：

【取穴】：脾俞、腎俞、中脘、中極、關元、氣海、足三里、三陰交、血海。

【施術】：患者俯臥，重點用刮痧板在其腰骶部沿膀胱經刮脾俞、腎俞二穴。患者仰臥，沿任脈重點刮其中脘、氣海、關元、中極，隨後再刮下肢前側脾經的血海及胃經的足三里，最後刮下肢內側脾經的三陰交。以上每穴刮拭20～30次，以出痧為度，手法以補法為主。痧退或3～6日後，再刮第二遍，14日為一個療程。

（5）腎陰不足證：

【取穴】：脾俞、肝俞、腎俞、命門、志室、太溪、照海、足三里、三陰交、中極、湧泉。

【施術】：患者俯臥，用刮痧板在其腰骶部由上向下，先刮督脈後刮膀胱經和夾脊穴，重點刮脾俞、肝俞、腎俞、命門、志室等穴；患者仰臥，沿任脈重點刮其中極穴，再刮下肢前側脾經的足三里，下肢內側腎經的太溪、照海以及脾經的三陰交，最後

刮足底腎經的湧泉穴。以上每穴刮拭20～30次，以出痧為準，手法以補法為主。一般3～6日後痧退，再刮第二遍，14日為一個療程。

2 慢性腎炎的辨證刮痧

（1）濕熱內蘊證：

【取穴】：腎俞、氣海、膀胱俞、三陰交、足三里、後溪、行間、中極。

【施術】：患者俯臥，用刮痧板在其腰骶部沿膀胱經刮腎俞、氣海、膀胱俞三穴；患者仰臥，沿任脈重點刮其中極穴，隨後沿小腸經重點刮手背部的後溪穴，再刮小腿前側胃經的足三里和小腿內側脾經的三陰交，最後刮足背肝經的行間。以上每穴刮拭 20～30次，可以出痧為準，但不應片面追求出痧效果。手法以瀉法為主。痧退或3～6日後，再刮第二遍，至癒為準。

（2）氣陰兩虛證：

【取穴】：脾俞、中脘、腎俞、志室、中極、水分、氣海、血海、足三里、三陰交。

【施術】：患者俯臥，用刮痧板在其腰骶部由上向下，先刮督脈後刮膀胱經和夾脊穴，重點刮脾俞、腎俞、志室等穴；患者仰臥，沿任脈重點刮其中極、水分、中脘、氣海，最後刮下肢前內側脾經的血海、足三里和三陰交。以上每穴刮拭20～30次，以出痧為準，手法以補法為主。一般3～6日後痧退，再刮第二遍，14日為一個療程。

（3）脾腎陽虛證：

【取穴】：脾俞、腎俞、志室、複溜、中脘、中極、足三

里、三陰交。

【施術】：患者俯臥，用刮痧板在其腰骶部由上向下，先刮督脈後刮膀胱經和夾脊穴，重點刮脾俞、腎俞、志室等穴；患者仰臥，沿任脈重點刮其中極和中脘，再刮下肢前側胃經的足三里以及脾經的三陰交，最後刮足底腎經的複溜穴。以上每穴刮拭20～30次，以出痧為準，但不應片面追求出痧效果。痧退或3～6日後，再刮第二遍，14日為一個療程。

（4）氣虛血瘀證：

【取穴】：肝俞、腎俞、氣海、血海、足三里、三陰交、關元、中極、期門。

【施術】：患者俯臥，用刮痧板在其腰骶部由上向下，先刮督脈後刮膀胱經和夾脊穴，重點刮肝俞、腎俞等穴；患者仰臥，沿肝經重點刮期門，沿任脈重點刮其氣海、關元、中極，最後刮下肢前側脾經的血海、三陰交和下肢內側胃經的足三里。以上每穴刮拭20～30次，以出痧為準，以平補平瀉手法為主。一般3～6日後痧退，再刮第二遍，14日為一個療程。

（5）肝腎陰虛證：

【取穴】：肝俞、腎俞、志室、足三里、三陰交、太溪、複溜、水分、中極。

【施術】：患者俯臥，用刮痧板在其腰骶部由上向下，先刮督脈後刮膀胱經和夾脊穴，重點刮肝俞、腎俞、志室等穴；患者仰臥，沿任脈重點刮其中極和水分，再刮下肢前側脾經的三陰交，下肢內側腎經的太溪、複溜以及胃經的足三里。以上每穴刮拭 20～30次，以出痧為準，手法以補法為主。一般3～6日後痧退，再刮第二遍，14日為一個療程。

3 腎病水腫的刮痧治療

　　患者可根據水腫的程度，參考上文的辨證刮痧進行治療。同時應注意，若患者出現刮痧療法的禁忌證時，要避免刮痧。

4 腎性高血壓的刮痧治療

　　【取穴】：風池、肩井、頭後部、肩部、背部膀胱經、曲池、足三里、三陰交。

　　【施術】：用平補平瀉法，先刮風池、肩井、頭後部、肩部，再刮背部膀胱經，然後刮上肢曲池，最後刮下肢足三里、三陰交。以出痧為準，痧退後，再刮第二遍，至癒為準。

5 腎病血尿的刮痧治療

　　【取穴】：膀胱俞、中極、脾俞、胃俞、腎俞、關元、足三里。

　　【施術】：用平補平瀉法，先從背部脾俞刮至膀胱俞，再刮腹部關元至中極，最後刮下肢足三里。以出痧為準，痧退後，再刮第二遍，至癒為準。

6 小便不利的刮痧治療

　　【取穴】：關元、命門、膀胱俞、腎俞。

　　【施術】：用補法，先刮背部腎俞至膀胱俞，再刮命門，最後刮腹部關元，以出痧為準，痧退後，再刮第二遍，至癒為準。

7 泌尿系感染的刮痧治療

【取穴】：腎俞、次髎、膀胱俞、水道、中極、三陰交。

【施術】：用刮痧和點揉法。先刮雙側腎俞、次髎、膀胱俞至出現痧痕為止，再點揉水道、中極各3～5分鐘到有得氣感為止，然後刮三陰交。每日1次。

8 泌尿系結石的刮痧治療

【取穴】：肝俞、脾俞、腎俞、膀胱俞、京門、志室、中極、三陰交。並隨證配穴：下焦濕熱配三焦俞、陰陵泉、大敦；氣滯血瘀配氣海、血海、關元、陽陵泉。

【施術】：用刮痧法。先刮主穴至出現痧痕為止，每日1次，再隨證加刮配穴，手法力道中等，操作範圍較廣泛。

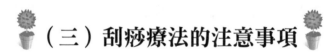

（三）刮痧療法的注意事項

（1）刮痧應避開皮膚黑痣、腫塊、手術瘢痕等部位。

（2）體部有孔處，如肚臍、眼、鼻、口、乳頭、生殖器等處不宜刮痧。

（3）刮痧力道適中，不宜過輕或過重，同時結合患者耐受力而定。

（4）刮痧後介質不宜立即擦乾淨。

（5）刮痧後休息30分鐘，方可活動。

（6）刮痧後3～4小時才能洗澡，禁洗冷水澡。

（7）刮痧部位可左右交替，若刮拭同一部位，應間隔3～5

日,待膚色由紫紅或暗紅逐漸變淺淡後方可進行再次刮痧。

（8）刮痧暈厥處理方法：平臥,鬆開衣領、腰帶,刮拭人中穴,待清醒後喝溫糖水,休息半小時即可。

 醫生的話

刮痧時不必過分追求痧的出現,因為痧的出現受多方面的影響,例如患者的體質、病情、室內溫度以及刮痧的部位都能影響到痧的出現。所以,對不易出痧的病證和部位,只要刮拭方法和部位正確,就有治療效果。

PART 10
拔罐療法

 醫生的話

　　拔罐療法是以罐為工具，利用燃燒、蒸汽、抽氣等造成負壓，使罐吸附於施術部（穴）位，產生溫熱刺激，使局部發生充血或瘀血現象，從而達到治療目的的一種自然療法。

（一）罐的種類

　　中醫經絡理論將人體分為經脈、絡脈、經筋、皮部等部分，拔罐法即利用皮部治療疾病，透過刺激皮部，改善經脈、絡脈、經筋的氣血運行，從而產生活血化瘀、解痙止痛的作用。

　　罐的種類有竹罐、玻璃罐、瓷罐（陶罐）、金屬罐、抽氣罐、膠皮罐、電動拔罐治療儀等。臨床比較常用的是竹罐、瓷罐和玻璃罐三種。

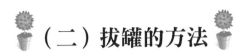

（二）拔罐的方法

1 火罐法

（1）閃光法：①術前準備。罐子、火柴、95％酒精棉球、止血鉗等。根據所拔處選擇大、中、小不同型號罐子備用。②患者體位。選擇舒適的體位如臥位或坐位。在肌肉豐厚、沒有毛髮的平坦部位拔罐。③具體操作。用止血鉗夾1～2個95％酒精棉球，點燃後在罐內繞1～2圈退出，迅速將罐子扣在應拔的部位即可吸住。注意切勿將罐口燒熱，以免燙傷皮膚。

（2）投火法：將易燃紙片點燃後投入罐內，迅速將罐扣在應拔的部位。

（3）貼棉法：將95％酒精棉球1個，貼在罐內壁下1/3處，點燃後迅速扣在應拔的部位。

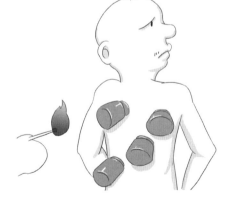

2 水罐法

將竹罐放在鍋內，加水煮沸，用鑷子將罐口朝下夾出，立即用涼毛巾緊抿罐口，迅速將罐扣在應拔部位即可吸住。如鍋內放入適量祛風活血藥物同煮，即稱藥罐。

其他還有抽氣法、架火法、滴酒法等拔罐方法。

（三）拔罐的種類

（1）坐罐：即將罐拔在應拔的部位上停留不動。根據吸附力的大小，使局部充血、瘀血。一般需10～15分鐘。

（2）閃罐：用閃火法將罐拔住後，立即起下，再拔再起，反覆多次，直至皮膚潮紅、充血或瘀血為準。

（3）走罐：先在罐口塗按摩乳或潤滑油等，再將罐拔住，然後慢慢推拉罐子，在皮膚表面上下左右來回推拉數次，至皮膚潮紅。

（4）刺絡拔罐：用三棱針點刺應拔部位的皮膚出血或用皮膚針叩打後，即行拔罐，以加強刺絡放血治療的作用。

（5）針罐：先在一定部位針刺，再以針刺為中心，拔上火罐。

（6）藥罐：先將中藥裝入布袋內，封緊口後放入清水內煮15分鐘，再把竹罐放入藥汁內煮15分鐘左右，再按水罐法將罐子拔在選好的部位上。多用於治療風濕痹痛等症。常用藥物組成為：羌活、獨活、當歸、紅花、麻黃、艾葉、川椒、木瓜、川烏、草烏、乳香、沒藥各6克。

一般10～20分鐘，每日或隔日1次，15次為1個療程。起罐時用手指按壓火罐一側的皮膚，使空氣進入，然後取下。

（四）腎病的拔罐治療

1 急性腎炎的拔罐治療

（1）風水相搏證：

【取穴】：肺俞、三焦俞、合谷、陰陵泉、脾俞。

【施術】：患者取坐位，選用中等口徑的玻璃罐，以閃火法吸拔一側脾俞、陰陵泉、肺俞、三焦俞、合谷諸穴，留罐8～10分鐘。第二天再以同法拔吸另一側穴位，留罐8～10分鐘。雙側交替進行，每日1次，7日為1個療程。

（2）濕毒浸淫證：

【取穴】：肺俞、三焦俞、膀胱俞、大椎、足三里、中極、陰陵泉。

【施術】：先令患者取俯臥位，以三棱針點刺膀胱俞、大椎穴，再選用中等口徑的玻璃罐以閃火法吸拔肺俞、三焦俞、膀胱俞、大椎穴，留罐8～10分鐘；再令患者取仰臥位，選取中等口徑的玻璃罐以閃火罐吸拔足三里、中極、陰陵泉，留罐10～15分鐘。每日1次，7日為1個療程。

（3）水濕浸漬證：

【取穴】：腎俞、脾俞、合谷、三焦俞、足三里、三陰交。

【施術】：患者取坐位，選用中等口徑的玻璃罐以火罐法吸拔單側腎俞、脾俞、合谷、三焦俞、足三里、三陰交諸穴，留罐8～10分鐘，第二天再以同法拔吸另一側穴位，留罐10～15分

鐘。雙側交替進行，每日1次，7日為1個療程。

（4）氣陰兩虛證：

【取穴】：脾俞、膈俞、氣海、關元、足三里、三陰交。

【施術】：患者取坐位，選用中等口徑的玻璃罐以火罐法吸拔單側脾俞、膈俞、氣海、關元、足三里、三陰交諸穴，留罐5～10分鐘，第二天再以同法拔吸另一側穴位，留罐5～10分鐘。雙側交替進行，每日1次，10日為1個療程。

（5）腎陰不足證：

【取穴】：脾俞、腎俞、內關、中極、三陰交。

【施術】：患者取坐位，選用中等口徑的玻璃罐以火罐法吸拔單側脾俞、腎俞、內關、中極、三陰交諸穴，留罐5～10分鐘，第二天再以同法拔吸另一側穴位，留罐5～10分鐘。雙側交替進行，每日1次，10日為1個療程。

2 慢性腎炎的拔罐治療

（1）濕熱內蘊證：

【取穴】：膀胱俞、三焦俞、中極、三陰交、陽陵泉。

【施術】：先令患者取俯臥位，選用中等口徑的玻璃罐以火罐法吸拔膀胱俞、三焦俞穴，留罐約10～15分鐘；再令患者取仰臥位，選取中等口徑的玻璃罐以火罐法吸拔中極、三陰交、陽陵泉，留罐8～10分鐘。每日1次，7日為1個療程。

（2）氣陰兩虛：

【取穴】：脾俞、膈俞、氣海、關元、足三里、三陰交。

【施術】：可參考急性腎炎「氣陰兩虛證」的拔罐治療。

（3）脾腎陽虛證：

【取穴】：脾俞、腎俞、中極、關元、三陰交、足三里。

【施術】：先令患者取仰臥位，選用中等口徑的玻璃罐以火罐法吸拔中極、關元穴和雙側三陰交穴，留罐5～10分鐘；再令患者俯臥位，選取中等口徑的玻璃罐以火罐法吸拔脾俞、腎俞，留罐5～10分鐘，每日1次，10日為1個療程。

（4）氣虛血瘀證：

【取穴】：腎俞、肝俞、膀胱俞、三焦俞、中極。

【施術】：先令患者取仰臥位，選用中等口徑的玻璃罐以火罐法吸拔中極穴，留罐約5分鐘；再令患者俯臥位，選取中等口徑的玻璃罐以火罐法吸拔一側腎俞、肝俞、膀胱俞、三焦俞，留罐5～10分鐘。第二天再以同法拔吸另一側穴位。雙側交替進行，每日1次，10日為1個療程。

（5）肝腎陰虛證：

【取穴】：肝俞、腎俞、膽俞、內關、足三里、三陰交。

【施術】：先令患者取俯臥位，選用中等口徑的玻璃罐以火罐法吸拔一側肝俞、腎俞、膽俞穴，留罐8～10分鐘；再令患者仰臥位，選取中等口徑的玻璃罐以火罐法吸拔另一側內關、足三里、三陰交諸穴，留罐10～15分鐘。兩側交替進行，每日1次，10日為1個療程。

3 腎病水腫的拔罐治療

【取穴】：肺俞、三焦俞、水分、脾俞、三陰交。

【施術】：取口徑合適的罐，用火罐法吸拔上穴，留罐10～15分鐘，每日1次，10日為1個療程。

4 腎病血尿的拔罐治療

【取穴】：三焦俞、膀胱俞、中極、血海、三陰交、氣海、關元。

【施術】：取口徑合適的罐，用火罐法吸拔上穴，留罐10～15分鐘，每日1次，10日為1個療程。

5 小便不利的拔罐治療

【取穴】：中極、曲骨、膀胱俞、關元、腎俞。

【施術】：取上穴，應用閃罐法，將罐子拔上後立即取下，如此反覆吸拔多次，至皮膚潮紅為準。隔日1次，7次為1個療程。

6 腎結石的拔罐治療

【取穴】：腎俞、次髎、腎區壓痛點、陽陵泉、三陰交。

【施術】：採用留針拔罐法。囑患者屈膝側臥，患側朝上，針刺患側腎俞、次髎、腎區壓痛點，健側陽陵泉、三陰交，用瀉法，留針 30～40分鐘，不拔罐；腎俞、次髎，腎區壓痛點針刺，撚針2次後，留針拔罐10～15分鐘。

 # （五）拔罐的注意事項

（1）應選擇適當的體位，拔罐過程中不能移動體位，以免火罐脫落打碎。

（2）應用閃光法拔罐時，應避免酒精滴下，燙傷皮膚。

（3）應用水罐法拔罐時，應甩去罐中的熱水，以免燙傷患者的皮膚。

（4）應用刺絡拔罐時，出血量以每次總量不超過10CC為宜。

（5）應用針罐時，須避免將針撞壓入深處，造成損傷，尤其在胸背部要慎用。

（6）坐罐時，注意掌握時間的長短，以免起泡。

（7）起罐時，以指腹按壓罐旁皮膚，待空氣進入罐中，即可取下。切忌用力硬拔。

（8）皮膚有過敏、潰瘍及大血管部位不宜拔罐。孕婦腹部腰骶部須慎用。

PART 11
貼敷療法

 醫生的話

　　貼敷療法是將鮮藥搗爛，或乾藥研成細末後以水、酒、醋、蜜、植物油、雞蛋清、蔥汁、薑汁、蒜汁、菜汁、凡士林等調勻，直接塗敷於患處或穴位。由於經絡有「內屬臟腑、外絡肢節、溝通表裡、貫串上下」的作用，不但可以治療局部病變，並且也能達到治療全身性疾病的目的。使用時可根據「上病下取、下病上取、中病旁取」的原則，按照經絡循行走向選擇穴位，然後敷藥，可以收到較好的療效。

 （一）貼敷療法的優點

　　從現代透皮製劑給藥方式看，貼敷外治法有下列優點：

　　（1）不經消化系統破壞和肝臟的分解。

　　（2）提供較長而穩定的藥物作用時間。

　　（3）藥物可隨時停止進入體內。

　　（4）由於皮膚局部吸收，可使血藥濃度穩定。

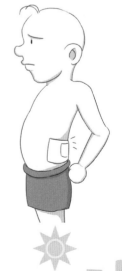

（5）配合選穴給藥，其作用是一般貼劑所難以達到的。

和其他中醫療法相比，貼敷療法還有高效、價廉、方便、簡捷的優點。但仍需加強研究的是：①基礎研究，應注重穴位貼敷藥物的體外經皮（穴位）滲透性研究，如穴位和其他部位吸收藥物的差異性。②藥物及劑型研究，應篩選出療效好、易吸收的藥物和劑型。③應借鑒西醫透皮吸收治療的新技術、新方法，以提高外治法的療效。

自二十世紀八〇年代後，貼敷療法以前所未有的速度，迅速滲透到內、外、婦、兒、五官、皮膚各科，不論是急性病，如出血熱、尿毒症，還是難治病，如中風後遺症、肝硬化、糖尿病，還是常見病、罕見病，均可用本法治療。據統計，近十餘年來，中醫學刊物所報導過的用貼敷療法治療的病症種類有一百多種，覆蓋了針灸有效病種的大部分。穴位貼敷療法，除有良好的治療效果外，尚有獨特的預防作用，如對慢性支氣管炎、支氣管哮喘、過敏性鼻炎等呼吸道病症，採取冬病夏治，夏病冬治之法，常能收到事半功倍之效。目前，已將預防物件進一步擴展至痛經、改正胎位以預防難產等方面。

專家提醒

　　天然藥物貼敷有時會引起水腫、過敏，導致皮膚破損、細菌感染，並使病情加重。因此，腎病患者如果需要採用天然藥物外敷療法，應在醫生指導下治療。

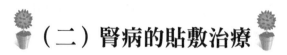（二）腎病的貼敷治療

（1）方法一：取巴豆霜4克，輕粉6克，生硫黃3克，蔥白適量。將3味藥共研成細粉末，瓶貯密封備用。臨用時取粉3～5克與蔥白共搗爛如泥，製成圓形藥餅，將餅貼在患者臍孔上，外以布覆蓋，再用紗布固定之。3～5小時後揭去藥餅，吃溫粥以補之。隔日敷藥1次，至病癒停藥，禁忌食鹽。治水腫。

（2）方法二：取大活田螺1個，生大蒜1片，鮮車前草1棵。將田螺去殼，用大蒜瓣和鮮車前草一齊搗爛成膏狀備用。用時取藥膏1團填敷入患者臍孔中，外加紗布覆蓋，膠布固定。待小便增多，水腫消失時，即去掉藥膏。如1次未痊癒，可待臍孔不癢時，再敷1～2次，直至腫消為止。治水腫。

（3）方法三：取甘遂、大戟、芫花各等量，將藥共研成極細末，備用。臨用時先用75％酒精消毒臍窩皮膚，趁濕取藥末10克填滿患者臍孔，外加紗布敷蓋，膠布固定，每日換藥1次，10次為1個療程。治水腫。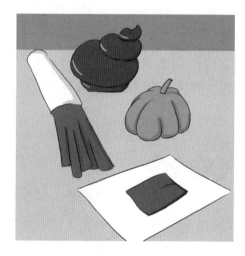

（4）方法四：取甘遂100克，甘草10克，取藥末適量（10～15克），加入米湯適量調和成稠糊狀，將藥糊塗敷患者臍孔處，外以蠟紙或紗布蓋至腫消為止。治水腫。

（5）方法五：取田螺1個，甘遂5克，雄黃3克，麝香0.3克。先將3味藥混合搗爛，製成小圓形餅5枚，略大而稍厚，另將麝香研為極細末，取麝香0.1克先放神闕穴內，然後用藥餅蓋在上面覆以紗布，膠布固定，每日換藥1次，根據小便通利及水腫消失情況停藥。一般2～3次見效。

（6）方法六：取商陸100克，粉末過篩，每次取藥末3～5克，蔥白1莖，搗融成膏，再加適量的涼開水，調如糊狀，並將麝香研細備用。先取麝香0.1克，放入神闕穴內，再將調好的藥糊敷在上面，蓋以紗布，膠布固定。每日換藥1次，一般貼藥後24小時，尿量即可明顯增加，3～5日見效，7日為1個療程。

（7）方法七：取滑石研為極細末，外塗治尿毒症陰囊濕疹及皮膚潰爛瘙癢。

（8）方法八：取煆龍骨研為極細面外搽，治腎病或尿毒症濕瘡癢疹及瘡瘍潰後不癒合。

（9）方法九：荔枝草（鮮草）60克，洗淨搗爛，加少許鹽，敷臍部，每日1次。可治療急性腎炎水腫、小便不利。

（10）方法十：取蔥白250克，切碎、白酒噴、炒熱，裝入布袋，敷臍上，再以熱水袋熨其上，反覆熨引。適用於腎病之水腫、小便不利者。

（11）方法十一：取蔥白500克，麝香1.5克，搗爛拌勻後，分裝兩藥袋。先以一包置臍，熱水袋熨30～60分鐘，如尿仍不利，繼以另一包藥袋置臍用冷水袋熨之，再另換熱袋熱熨，直至尿利為止。適用於水腫較甚，尿少或尿閉者。

PART 12
心理療法

 醫生的話

　　腎病或慢性腎衰病程纏綿見長，患者易出現急躁情緒或悲觀失望，應注意加強宣傳教育及心理疏導，使患者瞭解情志與疾病的關係，從而保持樂觀，正確認識和對待疾病，應鼓勵患者樹立戰勝疾病的信心，密切配合治療，戰勝疾病。

（一）腎病對心理健康的危害

　　腎病因為心情鬱悶，精神緊張或情緒激動，皆可直接影響到血壓，從而加重腎臟負擔，引起腎病病情加重。因此，患者應學會進行自我心理調理，使自己情緒放鬆，常常保持心情舒暢和情緒穩定。不良的情緒，會傷肝損腎。這就要求人們樂觀開朗，情緒穩定，心平氣和，遇事不慌、不驚、不亂，可以避免腎臟精氣受損。

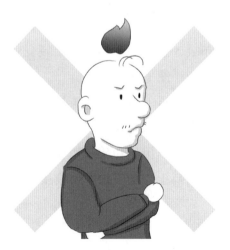

　　腎臟病患者的精神狀態對疾病的治療及預後有很大的影響。在臨床工作中，以下幾種情況值得注意：

　　（1）有的患者得了腎病，情緒波動很大，特別是患了腎病、慢性腎功能不全後，精神不振，心理負擔很大，整天愁眉苦臉，不能積極配合治療。這對治療效果頗有影響。從中醫學理論分析，當一個人的情志失調時，容易傷肝，肝的特性是喜條達而惡抑鬱，若憂鬱過度，則肝氣鬱結，疏泄不利，甚者橫逆犯胃，致氣機阻滯；或肝氣久鬱化火，損及腎陰，肝火鬱於下焦，影響膀胱氣化功能，使病症纏綿難愈，增加了治療的難度。

　　（2）有的患者得了腎病後，毫不在乎，思想消極，沒有按照醫生的囑咐按時服藥，不認真復診，不注意休息，這對疾病的康復也很有影響。

　　（3）還有的腎病患者得病後，思想上能正確對待，情緒穩定，積極主動配合治療，遇到病情波動，能很快求得心理平衡，使機體內環境迅速得到調整，增強了抗病能力，產生「正氣存內，邪不可干」的生理作用。可見心情開朗和意志消沉兩種心態，在療效和預後方面有明顯的差別。因此，腎臟病患者應該胸懷開闊，思想放鬆，遇到難題，充滿信心，避免消極悲觀，要學會調養情志，使病體早日康復。

（二）腎病患者的消極心理類型

　　腎病患者臨床常見的消極心理、性格異常，可以歸納為悲觀型、恚怒型、憂思型、抑鬱型、盲目樂觀型、輕信型六個方面，患者可進行有針對性的心理調整。

1 悲觀型

患者的性格內向，性情孤僻，悲觀哀傷。看到疾病久治不癒，或遇到病情加重，則易悲觀失望，不願與醫生合作，對治療缺乏信心，有的甚至產生輕生的念頭。臨床可表現為心悸失眠、多夢易驚、呆滯無神、食慾減退、悲傷易哭等。針對性心理調理措施，當加強與醫生的聯繫，振奮精神，樹立起戰勝疾病的信心。要多與療效好的病友交談，學習腎病自我調治的知識，使自己真正認識到系統治療、醫學調養的意義，努力減輕心理負擔，走出悲觀絕望的心境。

2 恚怒型

患者的性情急躁，自制力差，遇事不冷靜，容易激動，治療上缺乏耐心，常常不能很好地配合醫護人員治療。臨床可表現為急躁易怒、失眠多夢、頭暈頭脹、胸悶脅痛、咽乾口苦、血壓升高。針對此種心理調理措施，是加強自我修養，瞭解鬱怒可使血壓升高，增加腎臟負擔，加速腎衰進程的道理。並真正認識到腎病是病因複雜、治療不易、不斷進展的疾病，治療是一個長期艱苦的過程，應努力克服急躁情緒，耐心持續配合心理治療。

3 憂思型

患者平時謹小慎微，多愁善感，經不起不良情緒的刺激。一旦療效較好，則高興萬分；一旦病情反覆，則憂心忡忡。有的患者每天都在盯著化驗單上尿蛋白是幾個「＋」號，紅細胞是3～

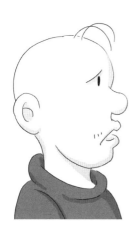

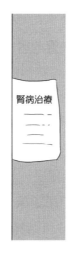

腎病治療

5個還是5～8個。臨床特徵為憂愁焦慮，愁容滿面，歎息頻頻，失眠多夢，納食不香。這類患者，應多參加一些有益身心的活動，與友人多談心，多與家人一起做一些戶外活動。放鬆心情，分散和轉移疾病痛苦的注意力，並且能夠理性對待化驗結果。

4 抑鬱型

　　患者膽小多疑，遇事不願向別人訴說，心情鬱悶，不能排解。臨床特徵為：情緒不寧，胸口滿悶，胸脅脹痛，噯氣不舒，納食不香。具有與悲觀型、憂思型相類似的症狀。患者應培養多種興趣，擴大交際面，焦慮而情緒不寧者，可透過運動鍛鍊，調節心情，使情緒安定。家屬則應多關心患者的健康和生活，務使患者感受到社會和家庭的溫暖，敞開關閉的心扉。

5 盲目樂觀型

　　這種類型的患者多見於年齡偏小、知識層次低的患者。他們對尿蛋白、鏡下血尿等認識不足，更不知腎病如果失治，病情進展可造成腎衰尿毒症的殘酷現實，對病情滿不在乎，對治療麻痺大意，不遵醫囑，用藥時斷時續，藥量時增時減，飲食不遵禁

忌，生活隨意安排，這些都非常不利於腎病康復。這種類型的腎病患者要多學習，加深對腎病嚴重危害的認識，從腎衰尿毒症的病友身上，吸取教訓，努力接受系統治療。

6 輕信型

這類患者習慣按廣告宣傳上的要求去行動，不聽專科醫生的話，不進行系統地治療，卻迷信謊言，渴望腎病忽然而癒。這種類型的腎病患者要加強教育，加深認識，充分瞭解腎病治療的艱巨性，主動積極地配合醫生，進行有規律的治療。

 # （三）腎病患者的心理治療

腎病特別是腎病等頑固性病例，由於治療效果較差，病情常反覆加重，患者難免產生一些不良情緒，對腎病康復十分不利。因此，應該進行系統的心理調理，努力克服各種有害健康的不良情緒。

中醫學認為情志因素是主要致病因素之一，歷來受到高度重視。事實證明，此項理論具有科學性和實用性，已發展成為獨立的學科。中醫認為，人的情志活動與內臟功能活動有密切關係。良好的情緒有利於人體氣機調暢，各臟腑功能活動的正常進行；反之，不良的情緒可使氣機升降失調，氣血運行紊亂，易使臟腑機能失常，加重病情。因此，應充分重視情志護理。

首先，醫護人員要加強對腎病患者的心理呵護。腎病患者因經常出入醫院，接觸醫生較多，對各種化驗檢查結果和藥物療效

比較熟悉，容易產生揣測心理。這些患者對周圍環境特別敏感，常常根據醫護人員的細微表情變化來猜測自己的病情，因此，護士在對待患者時，態度要真誠，回答問題語氣要肯定。在日常護理過程中，要處處關心體貼患者，經常和患者談心，及時瞭解患者的心緒變化，並向患者介紹腎病的醫護常識，以及一些治療效果較好的病例，幫助患者正確對待疾病，使患者能夠認識到腎病雖無特效藥，但只要在日常生活中注意鍛鍊身體，避免受涼感冒，避免過度勞累，定時足量服用降壓藥物，保持血壓穩定，同時服用一些保護腎功能的藥物，有很多患者雖然沒有徹底治癒，但仍能維持一定的健康水準。幫助患者樹立信心，努力激發患者的積極性，使其能自覺地服從醫囑，耐心持續治療。另外，護士還應做好患者家屬的心理建設，使其不要冷落患者，共同為患者營造一個溫暖、和諧的休養環境，使患者充分體會到家庭和社會的溫暖，樹立戰勝疾病的信心。

　　其次，醫護人員要加強對腎病患者的心理呵護。腎病患者長期受疾病折磨，病情時好時壞，對治療常缺乏信心，特別是看到同病室病友病情惡化時，容易產生悲觀失望和沮喪心理。同時，由於反覆多次住院，住院時間長，難以勝任本職工作，或由於經濟或其他原因與家人關係緊張，容易產生焦慮煩躁心理。因此，家人要對患者表示同情、熱情，相互理解，盡量寬慰，不可產生厭煩情緒。腎病病程較長，且無特效療法，中醫藥治療亦需長期不間斷。因此患者在物力、財力、精力等方面承受的壓力很大，心理負擔重，往往表現出情緒低落，不喜言語，脾氣暴躁，容易產生急躁情緒和孤獨感。同時，患者病後對自己的疾病轉歸及預後非常關心，而且在整個治療過程中心理緊張，加之部分患者對

家庭的責任感，更容易產生悲觀失望和對家庭的內疚感。家庭成員要充分理解，樹立同情心，以愛心來感化、鼓勵患者，使其心理放鬆，情緒樂觀，以增強戰勝疾病的信心。同時還應學習有關知識，提高對疾病的認識。要注意與患者傾心交談，引導他們傾訴和抒發心中的情感，從而保持良好的精神狀態，避免增加患者的心理壓力。在做好其他護理的同時，消除不良因素對患者的影響。

第三，培養患者的興趣，創立良好的治療環境。家庭成員應時常關心患者，主動瞭解患者的病情和需求，積極幫助患者解決困難的同時，要注意培養患者的興趣，提高修養，如可根據患者的不同性格特徵，選擇養花、養鳥、書法等情調高雅而又不甚勞累的活動作為愛好，也可根據患者的不同年齡和文化層次，購買音樂設備，如歌曲、古典音樂、戲曲等影音光碟，以供患者欣賞等，從而創造良好的治療環境，藉以消除患者緊張、焦慮、悲觀、抑鬱的情緒，激發其主觀能動性，使患者樹立戰勝疾病的信心。

第四，患者亦應積極配合，主動學習腎病的有關知識，可在養病的同時，選擇較為適合自己的某種鍛鍊方法配合治療，並從心理上認識到該病是完全可以治癒的，從而消除緊張心情，並積極與醫生聯繫，配合醫生的治療，保證各種治療措施順利實施。

PART 13
沐浴療法

 醫生的話

　　沐浴不但可清潔身體，還可促進全身細胞的新陳代謝，腎病患者每天可以入浴1次。

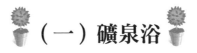

（一）礦泉浴

　　有條件的腎病患者可進行礦泉水浴，以選單純泉、碳酸泉、重碳酸鈉泉、硫酸鹽泉、食鹽泉等地熱泉水為好。

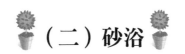

（二）砂浴

　　砂浴療法是以河砂、海砂、田野砂作為介體，透過太陽光照曬，或人工加熱，使砂保持一定溫度，敷於患處，或全身埋入砂中以達到治療目的的方法。砂浴療法始載見唐代。《千金要方》中記載：「以砂敷面，上下有砂，但出鼻、口、耳，砂冷濕即易。」陳藏器的《本草拾遺》中亦記載有：「六月河中諸熱砂，主風溫頑痺不仁，筋骨攣縮，風掣癱瘓，血脈斷絕。取乾砂日暴令極熱，伏坐其中，冷則更易之。」陳氏將砂浴療法的適應證

擴大至類風濕性關節炎之類疾病。《本草綱目》中載錄用砂浴療法治療關節疼痛等疾病。我國黃河下游滿灘金色河土，當地居民經常赤腳在河灘上行走，因此很少患腳癬。說明砂浴療法已愈來愈顯出它的天然價值。砂浴療法主要是利用熱砂的溫熱作用和機械壓迫作用來治療疾病。由於熱砂的溫熱作用，砂浴後局部氣血運行加快，經絡通暢，祛邪外出，因此對寒性濕性疾病尤宜，另外，熱砂加強局部甚至全身汗腺分泌，常可見到局部大量出汗，這些熱作用又有利於血腫的吸收，加速水腫的消散，促使新陳代謝加快，故有消炎作用。熱砂壓在局部或全身，產生柔和的機械壓迫作用，防止淋巴液和血液滲出，促進了滲出液的吸收。

（1）準備：砂的選擇以河砂、海砂、田野砂為好，顆粒大小宜以細為佳，並先曬乾備用。砂土的加溫以人體耐受為度，一般加熱至46℃左右，初次砂浴者溫度不宜過高，以後可慢慢升高。在家裡砂浴時，也可採用鐵鍋加熱。

（2）砂浴：腎病可採用腰部砂浴法，在床單上均勻鋪上10公分厚的熱砂，然後將腰或腹貼臥其上，再加床單裹好以保溫，每次30分鐘，每日1次，砂浴後用溫水沖洗，16次為1個療程。患者如見下肢浮腫，用四肢砂浴療法，將患肢埋入熱砂中，並加蓋熱砂和床單以保溫，治療後用溫水沖洗，每日1次，每次1小時，80次為1個療程。病情控制後可採用60℃左右砂袋熱敷雙側腎區，每日1次，每次20分鐘，15次為1個療程。

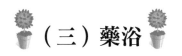 （三）藥浴

藥浴療法是在中醫理論指導下，選用天然草藥加工製成浴液，薰蒸洗浴人體外表，以達到養生治病的目的。藥浴療法的作用機理包括了刺激作用和藥效作用兩個方面：一是指洗浴時浴水對體表和穴位的溫熱刺激或冷刺激、化學刺激和機械物理刺激等。水的溫度刺激、靜水壓力等物理作用以及水中（水蒸氣中）含有微量的無機鹽的化學刺激作用，可以通過經絡、腧穴將刺激感應傳入內臟或至病所，發揮調節或治療作用，從而達到治病養生的目的。二是人們在藥浴後，浴液中的天然藥物可以透過皮膚吸收，使局部或全身的血藥濃度提高，從而產生治療作用。藥浴可以使藥物透過皮膚、穴位等，而直接進入經絡血脈，分佈全身，再發揮其藥理作用。藥浴方是根據不同的病症來選擇相應的藥物配伍，因而可以產生不同的治療作用。

（1）方法一：取黃耆、防風、川斷、桂枝、蒼朮、白朮各60克，浮萍100克，忍冬藤、冬瓜皮各120克，澤瀉45克，水煎，加入盛溫水的浴池或浴盆內，沐浴30～40分鐘，藥浴完畢用溫清水沖洗，乾毛巾擦乾，穿衣後稍休息。每日或隔日1次。適用於各種慢性腎炎患者。

（2）方法二：取麻黃、羌活、蒼朮、柴胡、荊芥、防風、紫蘇梗、柳枝、蔥白各10～15克，煎湯熱浴，令汗出。沐浴法同上。適用於腎病有水腫者。

（3）方法三：取川椒、紅花、蒼朮、防風、羌活、獨活、麻黃、桂枝、細辛、艾葉各25克煮沸後泡足，每次40分鐘，使患

者周身汗出。適用於慢性腎功能衰竭的患者。

（4）方法四：取麻黃、桂枝、細辛、附子各20克，羌活、防風、當歸各45克，益母草60克。先用煎煮後的藥液薰蒸，再淋浴，以患者舒適為準，每日2次，1週為1個療程。適用於慢性腎功能衰竭的患者。

PART 14
起居療法

 醫生的話

　　腎病患者起居調養尤需注意慎衣被，防風寒，避免感冒和過度勞累。腎病患者要順應四時氣候的變化。春夏之季，天氣由寒變暖而熱，故除在衣物的增減上有相應變化外，更應早睡早起，做戶外活動，以疏通血脈，振奮腎陽，但應注意維持充分的休息，不可過勞。秋冬之季，天氣轉冷，萬物收藏，此時更應注意患者的保暖，以免感冒，應及時調整生活節律，使陰精藏之於內，早睡晚起。

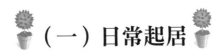 ## （一）日常起居

　　腎病患者的衛生，當然要注意，如勤洗澡、勤換衣服等，有利於預防感染。避免穿著潮濕衣物。

　　生活起居宜根據病情減少活動或臥床休息，並做到護理有計劃、有秩序，減少不必要的干擾。

　　病室宜清潔、通風、向陽，冷暖適宜。避免居住潮濕環境。

　　口腔護理對慢性腎衰患者尤其重要，每日可以用10％銀花水或板藍根水漱口。有口腔潰瘍者應及時對症處理。昏迷者要呼吸

濕潤空氣，有抽搐者用牙墊。皮膚要用溫清水洗澡或擦浴，預防褥瘡發生。夏季常以爽身粉擦塗，預防痱癤發生。

小便通暢，說明腎臟的排泄功能正常。如果發生尿道阻塞，小便不通暢，就會增加腎盂和腎實質發炎的機會，加重腎臟負擔，甚至發生尿中毒。常見的小便不暢的原因有泌尿系結石、前列腺肥大、腫瘤、結核等。

腎病患者應做到不飲酒、不吸菸。因為菸酒易於化燥傷陰，耗損正氣，影響疾病的康復。

儘量少長途旅行，以免過勞。

加強運動鍛鍊，增加機體的抵抗力。注意勞逸調合，如腦力勞動者注意戶外活動，體力勞動者注意適時休息。對於腎病水腫、高血壓症狀突出的患者，應適當休息，甚至臥床休息；而對於腎病穩定期症狀不明顯者，則不必過於強調臥床休息。反而應鼓勵其適當活動，加強鍛鍊。可以固定每天散步，以自我不感覺疲勞為度，也可進行運動鍛鍊，如打太極拳，做健身操，以增強體質，提高機體抵抗力，預防感冒，防止因呼吸道感染等誘因使病情加重。當然，做什麼都有一個度的問題。勞累過度，常是誘發腎病病情反覆的因素。所以，患者亦不可運動過度。鍛鍊關鍵應把握好「適度」兩個字。氣候劇變時儘量減少劇烈活動，如發現異常感覺要及時臥床休息，必要時赴醫院進行檢查治療。

（二）注意飲食

注意進食清淡易消化食物，忌違禁恣食。讓患者瞭解正確飲食的重要性和必要性，忌食生硬冷物、暴飲暴食、過食肥甘之

品。保護腎臟需要食用蛋白質和糖類，不宜吃含脂肪過高的飲食。膳食中脂肪過多，容易發生腎動脈硬化，使腎臟萎縮變性，引起動脈硬化性腎臟病。鹼性食物對腎臟有利，可以防治泌尿系結石。還可以適當吃些冬瓜、白茅根、紅豆、綠豆等，對利尿清熱、保護腎臟都有益處。

　　腎病急性發作、水腫或高血壓者應限制食鹽入量，每日以2～4克為宜。高度水腫者應控制在每日2克以下，鹹魚、各種鹹菜均應忌用，待水腫消退後鈉鹽量再逐步增加。除有顯著水腫外飲水量不應受到限制。血漿蛋白低而無氮質血症者應進高蛋白飲食，每日70～90克，脂肪每日60～70克，碳水化合物每日300～400克。多吃含鈉低的食物，如薏仁、白米、麵粉、葫蘆、茄子、黃瓜等，同時多吃含鈣豐富的食物，如小蝦米、綠葉蔬菜及塊根類如馬鈴薯、胡蘿蔔、萵苣等，避免吃含草酸多或影響鈣吸收的菠菜、竹筍、芹菜、豆類，也應忌吃芥菜、辣椒、香料、胡椒、咖啡等。少吃含嘌呤類食物，以免尿酸生成多而加重腎臟損害。不主張多吃雞蛋，每日1顆即可。

　　認為腎病患者不能吃含蛋白質的食物的觀點是錯誤的、片面的。即使對腎病發展到晚期—尿毒症期的患者，也應攝食高品質的低蛋白飲食。每天蛋白質攝入量應控制在0.8克/公斤體重的範圍內。尿毒症患者，在透析治療期間，尤其是進行腹膜透析時，每日進食蛋白質的量應增加，約1.5克/公斤體重。腎病綜合症患者，尿中丟失大量蛋白質，如腎功能正常者，主張進食高蛋白質飲食，以改善低蛋白血症，減輕水腫及改善或增強機體抵抗力。如果腎炎患者出現氮質血症或早期腎功能不全時，則應限制蛋白質的攝入量，否則，可加速腎功能的惡化。總之，不同的病情

應採用不同的飲食食譜，每日進食蛋白質的多少，最好由醫生決定。

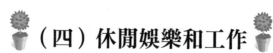

（三）對症護理

水腫嚴重者，會陰部易發生潰破、濕瘡，除及時清洗外，可於洗淨揩乾後用龍骨粉、滑石粉局部塗搽，避免注射及針刺，控制進水量。腹水者注意多平臥，每日測量記錄腹圍及體重。

嘔吐者可指掐或針刺內關穴。服藥因嘔吐而難以咽下者，可選用生薑汁或薑汁米湯、竹瀝薑汁少量呷服，或以伏龍肝煎水後取汁代水煎藥。

酸中毒、電解質紊亂在尿毒症患者中尤多，應注意觀察呼吸頻率、大小、深淺，一旦發生立即吸氧並請醫生採取相應措施。

出現昏迷者尤應注意安全防護措施，預防其跌落床下；應定期剪指甲，以防自傷或傷人。

（四）休閒娛樂和工作

患者一旦確診為腎病，在開始階段，應以休養為主，儘量減少社交活動，積極治療，觀察病情變化。如果病情好轉，水腫消退，血壓恢復正常或接近正常，尿蛋白、紅細胞及各種管型微量，腎功能穩定，則3個月後可開始從事較為輕微的工作，但避免較強體力勞動，預防呼吸道及泌尿系感染的發生。活動量應緩慢地逐漸增加，以促進體力的恢復。凡存在血尿、大量蛋

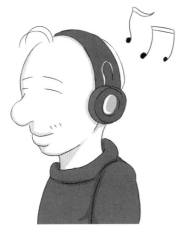

白尿、明顯水腫或高血壓者，或有進行性腎功能減退患者，均應臥床休息和積極治療。腎病急性發作期應住院治療。除日常必須的生活需自理外，以臥床休息為主，停止工作和學習，一段時間禁止看電視、電影，不參加娛樂活動，直到緩解期即浮腫消退、尿紅細胞及尿蛋白（＋＋）～（＋＋＋）、血尿素氮正常或略偏高，則允許每天散步10～15分鐘，仍禁止一切娛樂活動。到基本緩解期可每天散步20～30分鐘，做一套健身操，每週在家中看電視1～2次。當尿蛋白（＋）～（－）、紅細胞（＋）～（±）時則可以上學或做半天輕微工作。總的休養時間為3～6個月。腎病除大量蛋白尿外，不主張過多臥床，可做一些力所能及的輕鬆工作，但以不覺疲倦為度。

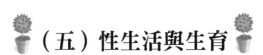

（五）性生活與生育

　　對於慢性腎炎患者的性生活問題，中醫歷來主張節欲。性欲是人類正常的生理現象和生理要求，正常的性生活不僅能協調夫妻感情，而且對健康也是有益的。但性生活不能過度，過度則有害健康。中醫認為「藏精」是腎的重要生理功能之一。先天生殖之精與後天水穀精微化生之精均內藏於腎，主理著人體的生長發育和生殖機能。中醫把過度的性生活叫「房勞」，認為「房勞

耗精傷腎」，就是說對於健康人，房勞不利於長壽，故應適度。從臨床角度來看，許多患者亦有思想顧慮，認為患該病之後，不可過性生活，否則容易損傷「腎氣」。更有部分青年患者，怕由此而引起不育或不孕，更是戰戰兢兢。諸多的因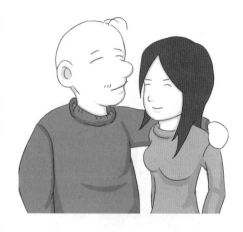素，常常人為地導致陽痿或性欲淡漠，從而影響整個家庭的氣氛和諧。

　　事實上，對於慢性腎炎患者的性生活要視具體情況而定，原則上不主張禁止。適當地恢復性生活，有助於扭轉患者神經系統不全和精神抑鬱的情緒，尤其是慢性腎炎患者，因病程較長，適當地性生活有助於疾病的治療。當然，因性生活消耗一定體力，慢性腎炎患者畢竟還不同於正常人，在病情未完全恢復之前，一定要以不引起疾病加重為準，不可過度，否則，得不償失。如果臨床表現比較嚴重，患者有大量蛋白尿、水腫、高血壓，甚至腎功能也受到影響的情況下，則應當儘量節制；若臨床表現輕微，病情處於穩定或恢復期，尿檢和其他有關化驗指標均正常，則掌握在比正常人性生活次數適度減少的情況下即可。此外，慢性腎炎患者在過性生活時應特別注意清潔衛生，以防發生感染，加重腎臟損害。

　　腎炎患者能不能結婚？人患病後，經適當治療就會痊癒，所謂痊癒有兩種概念：一種是臨床治癒；另一種叫完全治癒。內

科不少病只能臨床治癒而不能完全治癒，患者要終身帶病，比如器質性心臟病、糖尿病、高血壓病等都要終身治療（器質性心臟病、腎動脈狹窄如能經手術治療痊癒者例外）。腎炎和其他很多腎臟病也是這種情況。所謂臨床治癒就是指患者的症狀、體徵全部消失，以腎炎來講，還包括尿常規檢查尿蛋白、紅細胞、白細胞、管型也全部消失，腎功能完全正常，而且要在停藥後兩年內沒有復發的現象。腎炎患者只有在達到臨床治癒後才能結婚，沒有達到臨床治癒前不應該結婚。因為如果是在病情剛剛穩定或尚未穩定時就結婚，容易導致舊病複燃，症狀反覆發作，從而使病情惡化，而且如果是女性患者，懷孕後一旦發生妊娠中毒症，會使病情更加複雜，使腎功能減退，同時也會影響到胎兒的健康。

　　一般認為，妊娠能使已有的慢性腎炎加重，而且容易併發妊娠高血壓綜合症，如果原已有較嚴重的慢性腎炎，則孕期往往病情惡化。慢性腎炎病情較輕者對胎兒影響不大，但病情重或病程長者，流產、早產、胎兒宮內生長遲緩、死胎及新生兒併發症等機會增加。慢性腎炎患者是否能妊娠，要根據病情決定。患者病情穩定、血壓正常、腎功能正常，另外腎臟病理類型屬於微小病變，早期膜性慢性腎炎或輕度系膜增殖，沒有明顯的小管間質病變，妊娠一般過程良好，對原病無不良影響。如患者渴望要孩子，並能理解妊娠後可能發生的問題，且能主動配合醫生監護病情，可以妊娠。患有高血壓的慢性腎炎患者在妊娠過程中易發生合併症，腎功能中度受損者預後較差，腎功能嚴重受損者病情隨時可能惡化，這些患者要想正常妊娠和分娩幾乎是不可能的。

　　慢性腎炎患者終止妊娠的指徵是：①妊娠前或妊娠期尿蛋白（＋＋），伴有浮腫，血壓在150/100毫米汞柱以上者。②腎絲球

過濾速率在50CC/分鐘以下者。③酚紅排泄試驗15分鐘排出小於15％者。④血清尿素氮大於25（mg/dl）或肌酐血大於1.3（mg/dl）者。⑤狼瘡活動未控制者。

慢性腎炎患者允許妊娠的指徵是：①急性腎炎痊癒後1年以上無復發者。②隱匿性腎炎病情穩定，至少觀察2年無復發者。③腎絲球過濾速率在70CC/分鐘以上者。④腎功能檢查均在正常範圍內者。⑤狼瘡性腎炎臨床與病理均無活動病變達1年以上，強的松維持量在每日10～15毫克及以下者。

也有人認為：慢性腎絲球腎炎患者允許妊娠的條件應為：①血壓正常。②腎功能正常。③病情穩定。④腎活體檢驗病理類型屬於微小病變、早期膜性慢性腎炎或輕度系膜增生性腎炎，沒有明顯的小管間質病變和血管病變。患者具備以上各條件的條目越多，妊娠後母親和胎兒的安全性、成功妊娠的可能性也就越大。

應該強調的是，即使上述條件都具備，妊娠後慢性腎絲球腎炎仍可加重。故妊娠後應每隔2週診病1次，32週後每週1次，監護內容包括：尿常規（蛋白及沉渣鏡檢）、血壓、腎功能和胎兒情況，如有蛋白尿的出現或增加、血壓升高，都應臥床休息。單純蛋白尿增加伴或不伴有血壓升高和腎功能損害，不是終止妊娠的指徵。如發現有腎功能下降，首先要注意有無可逆因素，如泌尿系感染、隱蔽的脫水和電解質紊亂（可能由於不適當的利尿）、不可逆的腎功能下降才是終止妊娠的指徵。

慢性腎炎合併妊娠的自我保健措施主要有：①孕前應先專科諮詢是否宜於生育。一般而言，有蛋白尿而無高血壓、腎功能（肌酐、尿素氮）無顯著不全的，可以妊娠；慢性腎炎已有高血壓和腎功能顯著不全者不宜妊娠，特別是肌酐＞3毫克/100CC或

尿素氮＞30毫克/100CC者，若已妊娠宜在孕3個月內及時做人工流產手術終止妊娠。②慢性腎炎患者妊娠期，應注重維持病情穩定、避免發生妊高徵，並嚴密監測血壓和腎功能變化。若腎功能不斷惡化，應終止妊娠。對胎兒的預後，高血壓的水準是關鍵，血壓越高，胎兒死亡率越大。③慢性腎炎合併妊娠者，須注意加強營養，以高蛋白低脂肪食譜為宜；但若腎功能（尿素氮、肌酐）相當差，則應控制蛋白攝入量；若有水腫應限制鈉鹽和水的攝入。④慢性腎炎孕婦在妊娠後半期應住院治療（病情嚴重者隨時住院），以便密切觀察腎功能的改變和胎兒生長發育情況，及時處理，力爭能保障胎兒和母親的安全。⑤如果孕期內發展到尿毒症或腎功能衰竭，則以挽救母親生命為主，患者要配合醫生的治療，注意限制每天食鹽和水的攝入量，食譜不要配有高蛋白、高脂肪，注意糾治貧血、預防感染以及及時終止妊娠。⑥慢性腎炎妊娠在產後要加強隨訪（血壓、腎功能指標等），認真治療疾病。⑦產後哺乳問題。一般可以餵哺。病情嚴重（如腎功能中度以上損害者，血壓＞160/110毫米汞柱）的母親不宜自己哺乳。

（六）預防感染

　　細菌和其他病原微生物可以直接由尿道逆行上升，進入腎臟，使腎臟感染發病。為了防止細菌逆行使尿道感染，要保持會陰部及尿道口的清潔衛生。另外，微生物透過血液循環和淋巴液循環的途徑也可以感染腎臟。因此，當身體其他部位有感染性病灶存在時，例如扁桃體炎、齲齒、癤腫、結核等，都應及時治療處理。

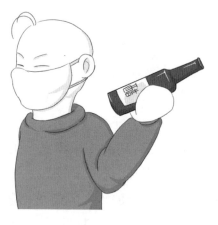

感冒和流感是最常見的呼吸道傳染病，前者由感冒病毒引起，後者由流感病毒引起。對一個正常人來說，如果感冒和流感不發生其他併發症，經過適當的對症處理，很快就會痊癒，對健康不會有太大的影響。但對一個腎炎患者來講，感冒和流感對腎臟卻是非常不利的。一來病毒本身可以直接侵犯腎組織，引起病毒性腎炎，但最重要的並不是病毒本身對腎臟的損傷，而是由於患者患感冒、流感後，降低了身體的抵抗力，致使上呼吸道的其他細菌乘虛而入，引起繼發性細菌感染，也就是既有病毒又有細菌的混合感染。細菌感染進一步削弱了患者的抵抗力，透過抗原—抗體反應（細菌和病毒都可以作為抗原）而引起免疫複合物性腎炎，使病情加重，患者原有的血尿、蛋白尿、高血壓、水腫等症狀進一步加劇，以致病情難以控制；對腎功能不全的患者，甚至有可能導致腎功能衰竭和心衰。因此腎炎患者預防感冒和流感，對腎絲球疾病的發病、發展和預後都有極為重要的意義。

腎炎患者預防感冒和流感也和正常人一樣，主要應做到以下幾點：①注意環境和個人衛生，避免發病誘因，居家應注意通風。②積極鍛鍊身體，增強抗病能力。③平時要注意衣著，氣候變化時，注意隨時增減衣被，防止受寒感冒。④應儘量避免接觸感冒或流感患者。在流感或感冒流行期，應注意隔離，避免到公共場所去，如一定要去，患者要戴口罩，以防止交叉感染。⑤室

內可用食醋薰蒸，進行空氣消毒，殺滅病毒。每立方米空間用食醋5～10CC，加水1～2倍稀釋後加熱，緊閉門窗，每次薰蒸2小時，隔日薰蒸1次。有條件者可用紫外線照射消毒。⑥感冒或流感流行期間應服藥預防，如板藍根沖劑、抗病毒沖劑、感冒沖劑等，每次1包，每日3次。或大青葉、板藍根、貫眾各20克，水煎代茶飲。⑦10％大蒜液滴鼻，每次1滴，每日2～3次；也可用色甘酸鈉滴鼻。

扁桃體炎是慢性腎炎、腎病綜合症反覆發作的重要原因，因此，積極防治扁桃體炎對於治療腎炎，防止腎炎復發有很大的積極意義。扁桃體炎多由溶血性鏈球菌感染引起，腎病患者反覆發作的前驅疾病大多為上呼吸道感染，其中咽炎和扁桃體炎占2/3以上。由於腎炎患者血中存在著抗溶血性鏈球菌的抗體，所以每次扁桃體炎發作時，溶血性鏈球菌作為抗原就會與血中的抗體形成免疫複合物而使腎炎病情加重。所以預防扁桃體炎，對腎炎的發生、復發、控制與治療都有積極的現實意義。

預防扁桃體炎的具體方法如下：①注意口腔衛生，經常用淡鹽水漱口，或用含碘喉片口含，以殺滅咽部的細菌。②扁桃體已有發炎疼痛時，應及時到醫院診治，預防扁桃體化膿感染。③如扁桃體炎反覆發作，經保守治療無效，應施行扁桃體摘除術。④如患者體質虛弱導致咽炎、扁桃體炎經常發作，應積極加強鍛鍊，提高機體免疫能力。⑤做咽拭子培養，如有鏈球菌生長，應使用青黴素10～14日。⑥做抗「O」及血沉檢查，如抗「O」滴定度增高，血沉加快，也應及時注射青黴素10～14日。⑦注意衣著，防止上呼吸道感染。⑧綠豆湯或蘿蔔葉煎湯代茶飲。

醫生的話

　　有些疾病，例如變態反應性紫癜、系統性紅斑狼瘡、大量脫水、失血等，都可能損害腎臟。當發生這類疾病時，除了及時治療以外，還要加強保護措施。藥物進入人體後，多數要進入血液後才能發揮作用，這些藥物經體內代謝後通過腎臟排出體外，使腎臟容易受到藥物的損害。因此，要注意避免選用有腎毒性的藥物，如慶大黴素、鏈黴素、磺胺類、阿司匹林類、退熱止痛劑、丙磺舒等。治療糖尿病的藥如甲苯磺丁脲、格列苯脲、苯乙雙胍等也要注意避免選用。

END

NOTE

NOTE

NOTE

NOTE

國家圖書館出版品預行編目資料

腎臟病療法原來可以這麼簡單 / 謝英彪作. -- 初
版. -- 臺北市：華志文化, 2017.12
面； 公分. -- (醫學健康館：12)

ISBN 978-986-5636-96-8；（平裝）

1.腎臟疾病 2.中醫

413.345 106019855

系列／醫學健康館 1 2

書名／腎臟病療法原來可以這麼簡單

作 者 謝英彪、孔薇醫師

執行編輯 簡煜哲

美術編輯 楊雅婷

封面設計 王志強

文字校對 陳欣欣

版面執行 張淑貞

總 編 輯 黃志中

社 長 楊凱翔

出 版 者 華志文化事業有限公司

電子信箱 huachihbook@yahoo.com.tw

地 址 116 台北市文山區興隆路四段九十六巷三弄六號四樓

電 話 02-22341779

印製排版 辰皓國際出版製作有限公司

總經銷商 旭昇圖書有限公司

地 址 235 新北市中和區中山路二段三五二號二樓

電 話 02-22451480

傳 真 02-22451479

郵政劃撥 戶名：旭昇圖書有限公司（帳號：12935041）

出版日期 西元二〇一七年十二月初版第一刷

書 號 C212

版權所有 禁止翻印

江蘇科技出版社獨家授權

Printed in Taiwan

華志文化事業有限公司

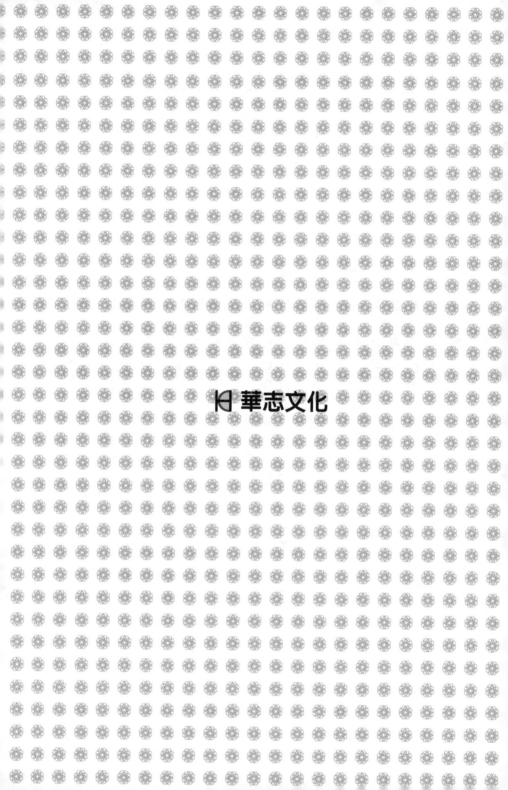
華志文化

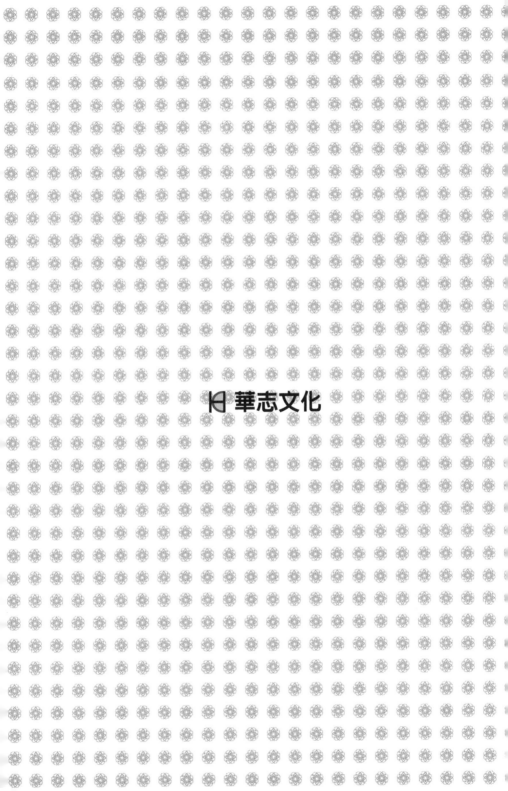

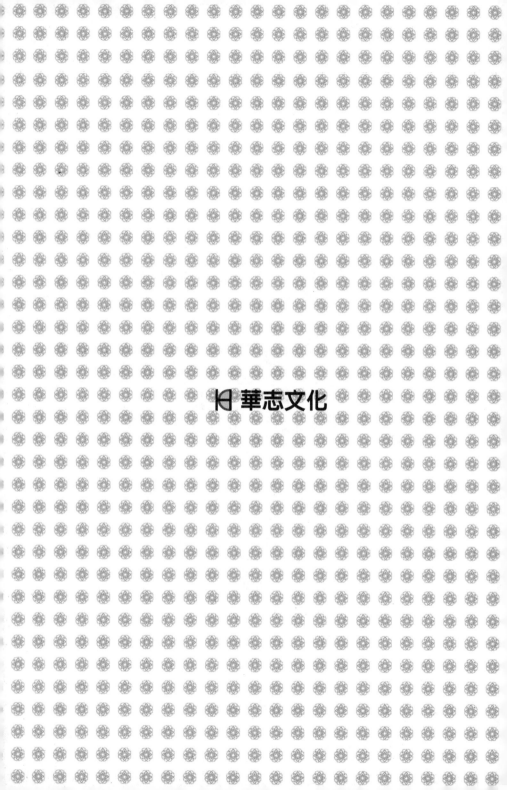
華志文化